PATOLOGÍAS MAS FRECUENTES EN PRIMER NIVEL DE ATENCIÓN

PATOLOGÍAS MAS FRECUENTES EN PRIMER NIVEL DE ATENCIÓN

Carlos Campana, Karla Chiliquinga, Sara Dávila
Pedro Duque, Karen Freire, Paúl Guijarro, Susana López,
Andrés Mayancela, Juan Pupiales, Roxana Singo,
Thalia del Rocio Sacoto

2020 Cuevas Editorial
Diseño de Portada: Iván López
ISBN: 978-956-6090-02-1
Impreso en Ecuador - Printed in Ecuador

Introducción

El Primer Nivel de Atención es la puerta de entrada de los pacientes hacia el Sistema Nacional de Salud, en el cual se atienden y se deben resolver aproximadamente el 80% de las morbilidades que aquejan a los usuarios; la mayor parte de patologías se diagnostican con el cuadro clínico que el paciente aporta al médico lo que hace posible la resolución de una patología no complicada por parte del profesional de atención primaria y con esto se logra no ocupar de forma innecesaria la emergencia de un hospital de Segundo o Tercer Nivel de Atención que están preparados para resolver situaciones más complejas; de esta manera el objetivo es que el Primer Nivel de Salud conformado por los puestos de salud y los centros de salud logren dar un tratamiento adecuado y así descongestionar el resto de niveles de atención.

En este libro se recogen 11 patologías frecuentes en Primer Nivel distribuidos en capítulos orientados a su correcto manejo.

Capítulo 1: Diagnóstico adecuado de la faringoamigdalitis aguda para evitar el uso innecesario de antibióticos.
Capítulo 2: Abordaje de pacientes que presentan otitis externa aguda, controlando el dolor y evitando posibles complicaciones.
Capítulo 3: Guía rápida del manejo de la diarrea aguda enfocado en la prevención de esta enfermedad.
Capítulo 4: Identificación de las fracturas y el correcto manejo de inmovilización hasta que pueda ser valorado por un especialista.
Capítulo 5: Diagnóstico temprano y referencia oportuna del paciente con apendicitis aguda.
Capítulo 6: Evitar la mortalidad de las personas que han sido mordidas por serpientes al conocer su tratamiento oportuno.
Capítulo 7: Reconocimiento de los diferentes tipos de infecciones vaginales y su respectivo manejo.
Capítulo 8: Conocimiento de los patógenos más frecuentes que provocan infección de vías urinarias para dar un tratamiento antibiótico efectivo y evitar las recurrencias.

Capítulo 9: Controlar de manera adecuada a la Diabetes Mellitus para evitar las complicaciones de esta patología.

Capítulo 10: Controlar de manera adecuada la Hipertensión Arterial para evitar las complicaciones de esta patología.

Capítulo 11: Abordaje del dolor lumbar con terapia farmacológica y no farmacológica.

Las patologías del Primer Nivel de Salud son múltiples y es responsabilidad de cada profesional de salud conocerlas o al menos tenerlas presentes para crear su sospecha diagnóstica y así darles un manejo adecuado en su tratamiento, siempre priorizando la recuperación y rehabilitación de la salud del paciente.

Md. Karen Estefanía Freire Guadalupe

Justificación

"El buen médico trata la enfermedad
El gran médico trata al paciente que tiene la enfermedad "
William Osler

Con el pasar del tiempo, la sociedad ha experimentado cambios profundos en la práctica médica, el uso de la tecnología como herramienta de información nos permite en pocos segundos obtener una gama de investigación la misma que se va actualizando constantemente, lo que crea una dificultad para el médico, por cuanto el paciente acude a la consulta con información errónea sobre su posible patología que en muchos de los casos se han auto diagnosticado desmejorando su condición de salud, lo que provoca en los profesionales de la salud empezar de nuevo y así retardar el diagnóstico y con ello el tratamiento.

Lo adecuado es tomar decisiones clínicas en función de resultados de revisiones sistemáticas, ensayos clínicos, meta análisis y guías de prácticas clínicas; en vez de experiencias personales y empíricas no contrastadas por el método científico, de ahí surge la necesidad de crear un libro que contenga un enfoque global con información actualizada de atención primaria.

Este texto servirá como una herramienta de apoyo en la práctica diaria de los profesionales de salud de Primer Nivel de Atención, los temas abordados por los y las autores/as de este libro fueron de mayor frecuencia e importancia en la consulta médica de nuestro año de salud rural, en donde tuvimos la oportunidad de ser actores directos en el Primer Nivel de Atención.

La intención de los y las autores/as del libro no es profundizar las distintas patologías, sino brindar una información sencilla pero breve con una visión precisa, comprensible y extractada para el lector sean estudiantes de medicina, médicos rurales o médicos generales.

Md. Roxana Isabel Singo Guamanarca

ÍNDICE DE AUTORES

AUTORES

Md. Carlos Martín Campana Granda
Médico Cirujano otorgado por la Pontificia Universidad Católica del Ecuador PUCE.
Médico Rural en el Puesto de Salud " Las Lajas" - Carchi
Médico General en libre ejercicio
Faringoamigdalitis Aguda

Md. Karla Alejandra Chiliquinga Jácome
Médico General otorgado por la Universidad Central del Ecuador
Médico Rural en la Unidad Operativa "Cristóbal Colón" - Carchi
Médico General en libre ejercicio
Otitis Externa Aguda

Md. Sara Stefany Dávila Ávila
Médico General otorgado por la Universidad Central del Ecuador
Médico Rural en la Unidad Operativa "Bolívar" – Carchi
Médico General en libre ejercicio
Diarrea Aguda en Niños

Md. Pedro Andres Duque Torres
Médico General otorgado por la Universidad Central del Ecuador
Médico Rural en Puesto de Salud "La Palma" – Guaranda
Médico General en libre ejercicio
Fracturas

Md. Karen Estefanía Freire Guadalupe
Médico General otorgado por la Universidad Central del Ecuador
Médico Rural en Puesto de Salud "Pueblo Nuevo" - Carchi
Médico General en libre ejercicio
Apendicitis Aguda

Md. Paúl Andrés Guijarro Basantes
Médico General otorgado por la Universidad Central del Ecuador
Médico Rural en Centro de Salud "El Chical"- Carchi
Médico General en libre ejercicio
Mordeduras de serpientes

Md. Susana Margoth López Chipantasi
Médico General otorgado por la Universidad Central del Ecuador
Médico Rural en Centro de Salud "El Chaupi" - Pichincha
Médico General en libre ejercicio
Infecciones vaginales

Md. Andrés Antonio Mayancela Vaca
Médico General otorgado por la Universidad Central del Ecuador
Médico Rural en Centro de Salud "Fundecruz" - Carchi
Médico General en libre ejercicio
Infección de Vías Urinarias

Md. Juan Fernando Pupiales Paucar
Médico General otorgado por la Universidad Central del Ecuador
Médico Rural en Centro de Salud "Simiatug" - Guaranda
Médico General en libre ejercicio
Diabetes Mellitus

Md. Roxana Isabel Singo Guamanarca
Médico General otorgado por la Universidad Central del Ecuador
Médico Rural en Centro de Salud "Puerto Quito" - Pichincha
Médico General en libre ejercicio
Hipertensión Arterial

Md. Thalia del Rocio Sacoto Rodríguez
Médico General otorgado por la Universidad Central del Ecuador
Médico Rural en Centro de Salud "Cusubamba" - Cotopaxi
Médico General en libre ejercicio
Lumbalgia

ÍNDICE

CAPÍTULO 1

Carlos Martín Campana Granda
Faringoamigdalitis Aguda

Introducción

La faringoamigdalitis aguda es una de las patologías infecciosas más comunes en el primer nivel de atención de salud. Representa un alto grado de ausentismo laboral y escolar respectivamente. Muchas veces constituye un reto para el Médico Rural el realizar un adecuado diagnóstico diferencial etiológico de la faringoamigdalitis, utilizando frecuentemente la prescripción innecesaria de antibióticos independientemente de su etiología. Logrando de ésta manera un aumento de la resistencia a los antibióticos con sus respectivas repercusiones orgánicas y económicas (Cots, J, et al.2016).

Definición

La faringoamigdalitis es una afección aguda, febril, que presenta inflamación de las mucosas de la faringe y/o amígdalas palatinas (Piñeiro,R, et al.2011).

Etiología

El proceso inflamatorio puede deberse a causas no infecciosas (alergias, traumatismos, clima seco, etc.) e infecciosas (virus, bacterias, hongos), siendo éstas últimas las más comunes. La mayoría de faringoamigdalitis se dan a causa de infecciones virales, que son más frecuentes en pacientes menores de 3 años, seguidas por las infecciones bacterianas que son frecuentes entre los 5-15 años e inusuales en menores de 3 años (Álvez, F, et al.2010).

Los Adenovirus tienen mayor prevalencia entre los virus, mientras que el agente bacteriano más común es el Estreptococo Betahemolítico del Grupo A (EBHGA) estando presente en un 30% de infecciones de la población infantil con su pico de incidencia entre los 5-15 años, que disminuye entre 5-23% en adultos jóvenes y siendo infrecuente en personas mayores de 50 años. (Cots, J, et al.2016).

La mayor parte de estas infecciones suele tener dependencia estacional, haciéndose presentes principalmente durante el invierno y la primavera.

Tabla 1. Agentes Causales Faringoamigdalitis

VIRUS	BACTERIAS
-Adenovirus	-Estreptococo betahemolítico del grupo A
-Epstein- Barr	-Estreptococo betahemolítico del grupo C y G
-Coxsackie A	-Arcanobacterium Haemoliticum
-Herpes Simple 1 y 2	-Mycoplasma Pneumoniae
-Influenza A y B	-Neisseria gonorrhoeae
-Parainfluenza	-Yersinia enterocolítica
-Rinovirus	-Corynebacterium diphteriae
-Coronavirus	-Otros
-Citomegalovirus	
-Otros	

Realizado por: Carlos Martín Campana Granda
Fuente: (Álvez, F, et al.2010).

Epidemiología
Según el reporte realizado por el Instituto Nacional de Estadística y Censos (INEC) en el año 2011 en Ecuador, hubo un egreso hospitalario a nivel nacional de 1.768 pacientes con diagnóstico de Faringitis aguda y amigdalitis aguda en conjunto. Siendo 936 pacientes hombres y 832 mujeres. De los 1.033 pacientes con amigdalitis aguda: 28 fueron menores de 1 año, 246 entre 1-4 años, 212 entre 5-9 años, 96 entre 10-14 años, 76 entre 15-19 años y 375 las edades restantes. Oscilando todos un promedio de 2 días de hospitalización (INEC, 2011).

Factores de Riesgo
Contacto con personas infectadas, hacinamiento, condiciones ambientales, tabaquismo crónico, reflujo gastroesofágico crónico (Cots, J, et al.2016).

Transmisión
Vía respiratoria: pequeñas gotas de saliva expulsadas al toser, estornudar, hablar (Cots, J, et al.2016).

Inmunología
Para mejor compresión fisiopatológica de la faringoamigdalitis es importante realizar una breve reseña anátomo-inmunológica de las estructuras y

componentes involucrados en éste proceso infeccioso. Anillo de Waldeyer: es una estructura de tejido linfoide con distribución circular que se localiza en las tres porciones faríngeas. Conforma la primera zona de contacto de antígenos ambientales o patógenos con la nasofaringe, en su interior se produce la diferenciación de Linfocitos T y B y la producción de anticuerpos importantes como las inmunoglobulinas IgM y la IgA que son determinantes para "señalar" a las bacterias y su posterior unión con el Sistema de Complemento para favorecer a la fagocitosis y que se ejecute el complejo de ataque a membrana (Barreras, J, et al.2014).

Las inmunoglobulinas al unirse con los antígenos se aglutinan y revelan una región Fc de anticuerpo, al cual se unen: fagocitos y potencian la fagocitosis; neutrófilos y se degranulan; natural killers y liberan citotoxinas que destruyen al agente invasor (Barreras, J, et al.2014).

El Anillo de Waldeyer se encuentra conformado por: amígdalas linguales, amígdalas faríngeas, amígdalas tubáricas y amígdalas palatinas. Siendo éstas últimas las de mayor relevancia en la presente patología (Barreras, J, et al. 2014).

Amígdala palatina: es la estructura linfoidea de mayor tamaño que compone al anillo de Waldeyer. Su tamaño es considerable hasta los 10 años debido a que posteriormente sufre una involución fisiológica pronunciada aún más a los 20 años de edad. Son las únicas amígdalas recubiertas por una cápsula que a su vez se encuentra recubierta por un epitelio estratificado de queratinocitos que se introduce en las distintas invaginaciones presentes llamadas criptas amigdalinas (Sánchez, E , et al. 2009).

En cuanto al componente histológico las amígdalas poseen un epitelio linforreticular compuesto por células epiteliales, linfocitos, monocitos, células dendríticas, macrófagos y células M que van a actuar como células presentadoras de antígenos (Barreras, J, et al.2014).

La primera intervención defensiva es dada por las células M que identifican a los antígenos y los transportan a otras células presentadoras de antígenos principalmente a las células   dendríticas y en menor proporción a los macrófagos, en las cuales se incorporan internamente por medio de reacciones proteolíticas. Una vez dentro de ellas se forman inmunocomplejos antígeno-anticuerpo en la membranas de las células presentadoras de antígenos (Barreras, J, et al.2014).

El inmunocomplejo interacciona con los receptores de membrana de los Linfocitos T helper (CD4+) produciendo citocinas proinflamatorias como: IL-2, IL-4, IL-6, TNF-α, TNF-β, INF-γ; estas a su vez estimulan a los Linfocitos B para que aumenten en número, se diferencien en linfocitos de memoria, células plasmáticas y produzcan anticuerpos (Barreras, J, et al. 2014).

El Estreptococo Betahemolítico del Grupo A es una bacteria aerobia, Gram positiva que frecuentemente coloniza la nasofaringe. Se encuentra recubierta por una cápsula de Ácido hialurónico que retrasa el proceso de fagocitosis mediado por macrófagos y polimorfonucleares otorgándole un factor de virulencia. Además poseen la proteína M en su pared celular, que conforma el mayor factor de virulencia que ayuda a la multiplicación bacteriana y la protección contra la fagocitosis mediante la inhibición del sistema de complemento. Su toxicidad es otorgada por la toxina eritrogénica así como también por las Estreptolisinas O y S (Gutiérrez ,D, et al. 2014).

Gráfico 1. Fisiopatología Por Estreptococo Betahemolítico Del Grupo A

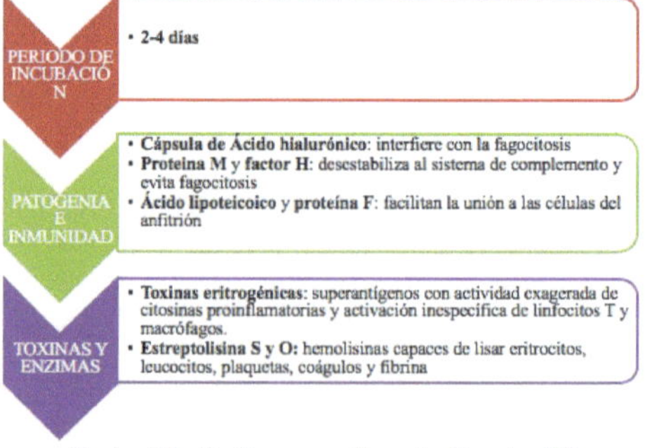

Realizado por: Carlos Martín Campana Granda. Fuente: (Murray, P. 2009)

Gráfico 2. Respuesta Inmunológica Del Organismo

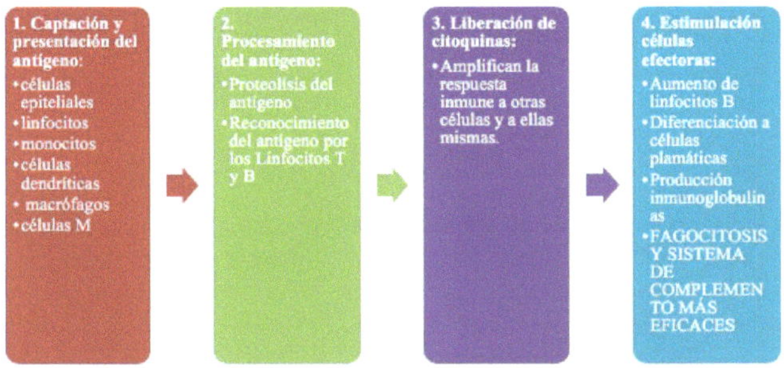

Realizado por: Carlos Martín Campana Granda. Fuente: (Sánchez, E , et al. 2009).

Clínica

CARACTERÍSTICAS	VIRAL	BACTERIANA
EDAD	<3 años >45 años	5-15 años
ESTACIONAL	variable	Primavera-invierno
INICIO	gradual	brusco
SÍNTOMAS	Odinofagia leve Fiebre leve	Odinofagia elevada Fiebre importante
FARINGE	<45%	>65%
ADENOPATÍAS	Pueden haber, generalmente pequeñas y no dolorosas	Dolorosas y aumentadas de tamaño
OTROS SÍNTOMAS	Tos, conjuntivitis, mialgias, diarreas, rinitis, astenia	Astenia

Realizado por: Carlos Martín Campana Granda. Fuente: (Cots, J, et al.2016).

La infección es generalmente autolimitada incluso si no se ha preescrito ningún tipo de tratamiento. La fiebre puede desaparecer entre los 3-5 días mientras que la odinofagia en una semana. Sin embargo persiste el riesgo de complicaciones como celulitis, absceso retrofaríngeo, otitis media, sinusitis, mastoiditis, absceso periamigdalino y adenitis cervical supurativa (Piñeiro,R, et al.2011).

Diagnóstico

El diagnóstico por el Médico Rural debe ser orientado clínicamente para identificar si el proceso infeccioso es mediado por el Estreptococo Betahemolítico del Grupo A, debido a que requiere el uso de antibióticos para controlar la infección y prevenir complicaciones como la Fiebre Reumática Aguda y la Glomerulonefritis Postestreptocócica (Piñeiro,R, et al. 2011).

No se debe olvidar que la mayoría de veces la etiología de la faringoamigdalitis es viral, y que la edad del paciente es un ítem crucial para determinar el agente causal. En 2011, Gutiérrez, León y Bahamonde establecen que la sospecha clínica de una infección por EBHGA tiene el 50-70% de sensibilidad y 60-80% de especificidad a acertar a la etiología. Una herramienta de gran utilidad son los Criterios de Centor modificados por McIsaac para el diagnóstico de faringoamigdalitis por Estreptococo Betahemolítico del Grupo A (sensibilidad 96.9% y disminución del uso innecesario de antibióticos en 48%) (Pavez, D, et al. 2019).

CRITERIO	PUNTAJE
Ausencia de tos	1
Adenopatías inflamatorias cervicales anteriores	1
Fiebre (temperatura axilar $\geq$ 38°)	1
Inflamación de amígdalas con o sin exudado purulento	1
EDAD: 3-14 años 15-44 años $\geq$ 45 años	1 0 -1

Realizado por: Carlos Martín Campana Granda. Fuente: (Gutiérrez ,D, et al. 2014).

Recomendaciones según el puntaje obtenido en los Criterios de Centor modificados por McIsaac :

SCORE	RIESGO DE INFECCIÓN ESTREPTOCÓCICA	CONDUCTA SUGERIDA
≤ 0	1-2.5%	NO REALIZAR ESTUDIO NI ANTIBIÓTICOS
1	5-10%	NO REALIZAR ESTUDIO NI ANTIBIÓTICOS
2	11-17%	CULTIVAR SIEMPRE
3	28-35%	TRATAMIENTO ANTIBIÓTICO SI EL CULTIVO ES POSITIVO
≥ 4	51-53%	TRATAMIENTO EMPÍRICO CON ANTIBIÓTICOS Y/O CULTIVAR

Realizado por: Carlos Martín Campana Granda. Fuente: (Pavez, D, et al. 2019)

Existen varias pruebas microbiológicas de costo considerable y que toman cierto tiempo para realizarlas. Generalmente no son accesibles en el primer nivel de atención de salud por lo que la clínica debe orientar al diagnóstico. Estas pruebas son:

Pruebas de detección antigénica rápida: Mediante hisopado de faringe posterior y amígdalas se identifica el carbohidrato de la pared celular. Tardan pocos minutos y tienen una especificidad del 95% y sensibilidad del 80-90% (Gutiérrez ,D, et al. 2014).

Cultivo de garganta: Es el Gold estándar. Tarda entre 24-48 horas y tiene una especificidad de hasta 99% y sensibilidad del 90-95% (Álvez, F, et al. 2010). Valor de determinación de anticuerpos: Mediante serología se miden anticuerpos Antiestreptolisina. Los títulos son variables según la edad del paciente y el sitio de la infección. Indica un proceso infeccioso reciente o pasado, más no una infección en desarrollo. Un aumento en la titulación de 4 veces se acepta como significativo con un tiempo de dos semanas.

Tratamiento

Independientemente de la etiología si es viral o bacteriana, existen medidas generales que contribuyen a la disminución de la inflamación durante el transcurso de la enfermedad. El uso de antiinflamatorios y/o analgésicos ayudan a disminuir sintomatología como la odinofagia y fiebre. El tratamiento antibiótico queda reservado estrictamente para infecciones bacterianas, con el fin de reducir el curso de la enfermedad, suprimir al ente patógeno, evitar el contagio al resto de personas y prevenir complicaciones futuras (Cots, J, et al.2016).

Faringoamigdalitis Viral
Tratamiento no farmacológico
 • Reposo relativo durante el proceso febril.
 • Aumentar la ingesta de líquidos.
 • Evitar alimentos que puedan irritar la faringe y amígdalas.
 • Gárgaras de agua + bicarbonato (1/4 de cucharada).

Tratamiento farmacológico
Antiinflamatorios
 • **Paracetamol:**
   • 500 mg VO cada 8 horas de 3-5 días (adultos)
   • 10-15 mg/Kg dosis, cada 6-8 horas de 3-5 días (niños)
 • **Ibuprofeno:**
   • 400 mg VO cada 8 horas de 3-5 días (adultos)
   • 5-10 mg/Kg dosis, cada 6-8 horas de 3-5 días (niños > 3 meses)
 • **Naproxeno:** 250 mg VO cada 12 horas de 3-5 días (adultos)
Faringoamigdalitis Bacteriana
 • **Amoxicilina:**
   • 500 mg VO cada 12 horas por 10 días (adultos)
   • 40-50 mg/kg/día cada 12 o 24 horas por 10 días (niños)
 • **Amoxicilina** 500 mg + **Ácido clavulánico** 125 mg VO c/8hs por 10 días (adultos)
 • **Cefadroxilo:**
   • 500 mg cada 12 horas por 10 días (adultos)
   • 30 mg/kg/día cada 12 o 24 horas por 10 días (niños)
 • **Clindamicina** 300 mg c/8hs por 10 días (adultos)
 • **Penicilina V:** 500 mg c/12hs por 10 días (adultos)

- 250 mg c/8-12hs por 10 días (niños)
- **Penicilina Benzatínica:** 600.000 UI si el peso es < 27 Kg dosis única
  - 1.200.000 UI si el peso es > 27 Kg dosis única

Si existe Alergia a la penicilina
- **Eritromicina:**
  - 500 mg VO c/6hs por 10 días (adultos)
  - 30-40 mg/kg/día cada 12 horas por 10 días (niños)
- **Trimetoprim** 800 mg + **sulfametoxazol** 160 mg VO c/12hs por 10 días (adultos)

En la Faringoamigdalitis por Estreptococo Betahemolítico del Grupo A se recomienda el uso de Penicilina V debido a que el EBHGA es sensible a éste antibiótico, además presenta la ventaja de su presentación oral comparado con la Penicilina Benzatínica intramuscular. (CENETEC, 2009) (Álvez, F, et al.2010) (Cots, J, et al.2016).

Algoritmo de Abordaje de Faringoamigdalitis en el Adulto

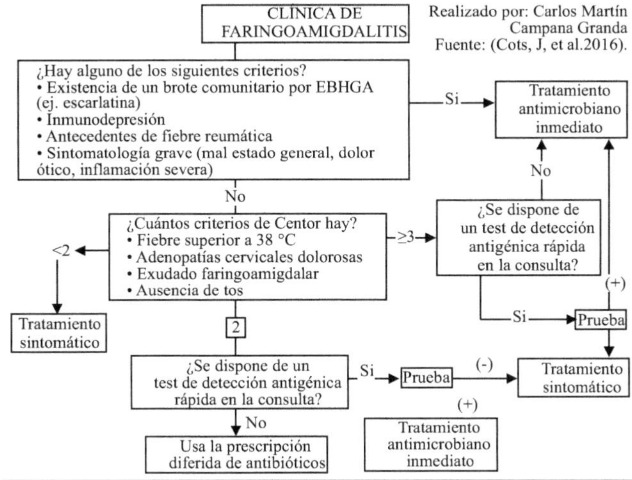

Criterios De Referencia

- Faringoamigdalitis aguda:
- > 2 semanas de duración con mal pronóstico
- Extenso componente inflamatorio a pesar de recibir tratamiento
- Obstrucción de la vía aérea y/o digestiva (cianosis/disfagia)
- Sospecha de infiltración neoplásica
- Faringoamigdalitis recurrente:
- 7 episodios al año ; 5 episodios al año en los últimos dos años; 3 episodios al año en los últimos 3 años
- Complicaciones regionales y locales:
- Adenitis cervical que se complica en adenoflemón
- Abscesos periamigdalinos
- Infecciones para y retrofraringeas
- Complicaciones a distancia
- Sindrome de Lemierre (tromboflebitis vena yugular interna)

(Cots, J, et al.2016).

Evidencias y Recomendaciones

E: El tabaquismo activo y pasivo presenta asociación con un mayor riesgo de sufrir infecciones respiratorias de mayor duración. IIb (E. Shekelle) Guía de IRA IMSS 2001.

R: Evitar el consumo de tabaco y/o ser fumador pasivo. B (E. Shekelle) Guía de IRA IMSS 2001.

E: La rinorrea, conjuntivitis, tos y presencia de vesículas advierten etiología Viral. III [E. Shekelle] Guía de IRA IMSS 2001.

E: La semiología de infección por EBHGA indica: fiebre, exudado amigdalino, adenopatía cervical anterior, anorexia. Otros síntomas podrían apoyar al diagnóstico como dolor abdominal, vómito y malestar general. A/C ICSI 2008.

R: Cuando no existe duda que el cuadro clínico es bacteriano puede iniciarse el tratamiento con antibióticos. D [E. Shekelle] AAOHNS 2007.

E: El cultivo faríngeo es el Gold estándar de la faringoamigdalitis por EBHGA con una sensibilidad del 90-95%. II IDSA 2002.

R: Se recomienda realizar el cultivo en faringoamigdalitis recurrentes que no mejoran con el tratamiento. A IDSA 2002.

R: El paracetamol es el analgésico de elección para la odinofagia, se debe administrar 500 mg cada 8 horas de 3-5 días. C SIGN 1999

E: La penicilina es el antibiótico de elección. Ia – III (E. Shekelle) IRA IMSS 2001.

E: En caso de alergia a la penicilina se debe usar eritromicina por 10 días. AII IDSA 2002.

1.Piñeiro Pérez, R., Hijano Bandera, F., Álvez González, F., Fernández Landaluce, A., Silva Rico, J. C., Pérez Cánovas, C., ... Cilleruelo Ortega, M. J. (2011). Documento de 78 consenso sobre el diagnóstico y tratamiento de la faringoamigdalitis aguda. Anales de Pediatría, 75(5), 342.e1-342.e13. https:// doi.org/10.1016/j.anpedi.2011.07.015

2.Josep M. Cots, Juan-Ignacio Alós, Mario Bárcena, Xavier Boleda, José L. Cañada, Niceto Gómez, Ana Mendoza, Isabel Vilaseca, Carles Llor, Recomendaciones para el manejo de la faringoamigdalitis aguda del adulto, Enfermedades Infecciosas y Microbiología Clínica, Volume 34, Issue 9, 2016, Pages 585-594, ISSN 0213-005X, https://doi.org/10.1016/j.eimc.2015.02.010.

3.Álvez González F, Sánchez Lastres JM. Faringoamigdalitis aguda. Protocolos de Infectología de la Asociación Española de Pediatría. Disponible en: http:// www.aeped.es/documentos/protocolos-infectologia [consultado en febrero de 2020].

4.INEC, 2011 (en línea). (Fecha de acceso Febrero 2020). Retrieved from: https:// www.ecuadorencifras.gob.ec/documentos/web-inec/Estadisticas_Sociales/ Camas_Egresos_Hospitalarios/Publicaciones-Cam_Egre_Host/ Anuario_Camas_Egresos_Hospitalarios_2011.pdf

5.Sánchez, E. M. M., Martínez, J. C., & Parrado, M. P. (2009). FISIOPATOLOGÍA DEL ANILLO WALDEYER., 15. Retrieved from: https://seorl.net/PDF/ Cavidad%20oral%20faringe%20esofago/075%20-%20FISIOPATOLOG%C3%8DA%20DEL%20ANILLO%20WALDEYER.pdf

6.Barreras, J., Mintz, I., & Beider, B. (2014). Fisiología del anillo de Waldeyer. Revista FASO, 2(21), 79–81. Recuperado de http://faso.org.ar/revistas/ 2014/2/13.pdf

7.Gutiérrez, D., León, K., & Bahamonde, H. (2011). Faringoamigdalitis estreptocócica. Revista Hospital Clínico Universidad de Chile, 22, 281–288. Recuperado de http://repositorio.uchile.cl/bitstream/handle/2250/124267/ faringoamigdalitis_estrept.pdf?sequence=1

8.Murray, P., Rosenthal, K., & Pfaller, M. (2009). Microbiología médica (6th ed., pp. 225-229). Barcelona: Elsevier.

9.Pavez, Daniela, Pérez, Regina, Cofré, José, & Rodríguez, Jaime. (2019). Recomendaciones para el diagnóstico y tratamiento etiológico de la faringoamigdalitis aguda estreptocócica en pediatría. Revista chilena de infectología, 36(1), 69-77. https://dx.doi.org/10.4067/S0716-10182019000100069

10.Diagnóstico y Tratamiento de Faringoamigdalitis Aguda, México: Secretaria de Salud; 2009. Retrieved from: http://www.cenetec.salud.gob.mx/descargas/gpc/ CatalogoMaestro/073_GPC_Faringoamgaguda/Faringo_ER_CENETEC.pdf

CAPÍTULO 2

Karla Alejandra Chiliquinga Jácome

Otitis Externa Aguda

Definición

La otitis externa aguda (OEA), conocida también como 'oído de nadador', es una enfermedad común en niños, adolescentes y adultos (Hui, 2018). Se define por inflamación difusa del canal auditivo externo, que puede llegar a afectar a la membrana timpánica. Es una forma de celulitis que llega a afectar la piel y la subdermis del canal auditivo externo, con inflamación aguda y edema variable (Soha, 2019).

Epidemiología

Tiene una incidencia de 10%, afecta a personas de todos los grupos de edad, pero alcanza un pico en el grupo de edad de 7 a 12 años, que disminuye su incidencia en las personas mayores de 50 años de edad. (Soha, 2019) Su prevalencia es mayor para las mujeres que para los hombres hasta los 65 años, y es común en temperaturas más cálidas y condiciones de alta humedad o mayor exposición al agua por la natación después de nadar. (Rowlands, 2001)

Etiología

Se ha encontrado una asociación con la calidad del agua y el riesgo de OEA refiriéndose a los organismos presentes en la mayoría de piscinas y jacuzzis, sin embargo. Los dos organismos más comúnmente aislados son Pseudomonas aeruginosa (20%-60%) y Staphylococcus aureus (10%-70%). (Rosenfeld, 2014)Se han descrito infecciones fúngicas raras con especies de Aspergillus y especies de Cándida. (Hui, 2018)

Fisiopatología

Las causas de la OEA suelen ser multifactoriales. (Rosenfeld, 2014) Varios factores de riesgo pueden predisponer a la infección o iniciar la inflamación y, posteriormente, el proceso infeccioso. Fisiológicamente, la piel intacta del canal auditivo externo y la producción de cerumen tienen un efecto protector contra las infecciones, tomando en cuenta que el cerumen produce un pH en el canal auditivo que es ligeramente ácido. En cambio, la desintegración de la integridad de la piel, la producción insuficiente de cerumen o el bloqueo del canal auditivo con cerumen promueven la retención de agua y pueden predisponer a la infección; la integridad de la piel puede lesionarse por trauma directo, calor y humedad o agua persistente en el canal auditivo, dicho daño es necesario para iniciar el proceso inflamatorio, posterior a lo cual puede producirse edema, seguido de inoculación bacteriana y crecimiento excesivo. (Soha, 2019)

Factores de riesgo

Los factores de riesgo para incluyen obstrucción del canal auditivo externo, alta humedad ambiental, temperaturas ambientales cálidas, natación, trauma local, alergia, enfermedad de la piel, diabetes, estado inmunocomprometido y uso prolongado de agentes antibacterianos tópicos. (Soha, 2019)

Diagnóstico

Dentro de los síntomas de OEA encontramos: Otalgia (70%), picazón (60%) o plenitud (22%), con o sin pérdida auditiva (32%) o dolor en el canal auditivo al masticar. (Rosenfeld, 2014)

Un signo característico de esta patología es la sensibilidad del trago (signo de Vancher +) como al traccionar el pabellón o durante la masticación. (Echeverría & Echeverría, 2015)

Elementos a considerar en el diagnóstico:
1.Inicio rápido (generalmente dentro de las 48 h) en las últimas tres semanas
2.Síntomas de inflamación del canal auditivo:
• Otalgia, picazón o plenitud
• Con o sin pérdida auditiva o dolor en la mandíbula (Intensificado por el movimiento de la mandíbula)
3.Signos de inflamación del canal auditivo, que incluyen:
• Sensibilidad del trago, pinna o ambos O
• Edema difuso del canal auditivo, eritema o ambos
• CON O SIN otorrea, linfadenitis regional, eritema de membrana timpánica o celulitis del pinna y piel adyacente. (Hui, 2018)

En la otoscopia se encontrará edema difuso del canal auditivo, eritema o ambos, con o sin otorrea o material en el canal auditivo. En los pacientes que no responden al tratamiento convencional se debe considerar otitis externa fúngica, otitis externa necrotizante / maligna o, simplemente, incumplimiento del tratamiento. (Soha, 2019)

Diagnósticos diferenciales

Tabla 1: Diagnósticos diferenciales en Otitis externa aguda

Otitis Media Aguda	En ambas patologías se presenta otalgia y pérdida de la audición, la membrana timpánica puede ser eritematosa en OEA, por lo que es difícil descartar una otitis media aguda asociada o una otitis media aguda sola. En la otoscopia neumática se muestra movilidad de la membrana timpánica en OEA y movilidad limitada o ausente en otitis media aguda.
Forunculosis también conocida como otitis externa aguda localizada.	Representa un folículo piloso infectado localizado en la porción cartilaginosa del canal auditivo. En el examen físico la infección se limita a la porción cartilaginosa del canal auditivo y la porción ósea del canal auditivo externo suele ser normal.
Dermatitis de contacto del canal auditivo	La anamnesis nos da el diagnóstico ya que se da por reacción alérgica a los antígenos que pueden estar presentes en audífonos, cosméticos o soluciones óticas. Los pacientes con alergias a las soluciones tópicas óticas generalmente se presenta eritema y edema que se extienden hacia la concha.
Infecciones virales del oído externo.	En esta patología la otalgia es severa, se puede presentar parálisis facial, alteración del gusto. El examen físico presenta eritema y/o vesículas en el canal auditivo.
Otitis externa crónica	Es el resultado de otitis externas recurrentes, infecciones bacterianas o fúngicas, afecciones de la piel subyacentes u otorrea por infecciones del oído medio. Es la inflamación de la piel del canal auditivo, se presenta con infección difusa de bajo grado de meses o, a veces, años de duración, los pacientes generalmente presentan picazón y escasa otorrea, pero sin dolor.
Colesteatoma	Es una alteración destructiva de una parte de la membrana mucosa del oído medio, se puede sospechar en otitis que no responden a la terapia médica. La otoscopia generalmente muestra corteza o queratina en la parte superior del oído medio, con o sin perforación de la membrana timpánica.

Adaptado de: (Soha, 2019)

Tratamiento

Los objetivos principales del tratamiento son controlar el dolor, curar la infección y prevenir la recurrencia. El tratamiento generalmente se administra inicialmente para la infección bacteriana. El tratamiento para la infección por hongos se administra si hay signos visuales de crecimiento de hongos, o si el tratamiento bacteriano presunto ha fallado, en la mayoría de los casos de otitis externa implica una terapia farmacológica tópica en lugar de antibióticos orales, ya que la enfermedad se limita a la piel del canal auditivo. (Hui, 2018)

Tratamiento analgésico

Se puede lograr un manejo del dolor con paracetamol sistémico, medicamentos antiinflamatorios no esteroideos o preparaciones opioides orales. (Hui, 2018)

Primera línea

Paracetamol: niños: 10-15 mg / kg por vía oral / rectal cada 4-6 horas cuando sea necesario, máximo 75 mg / kg / día; adultos: 500-1000 mg por vía oral cada 4-6 horas cuando sea necesario, máximo 4000 mg / día.

Ibuprofeno: niños: 5-10 mg / kg por vía oral cada 6-8 horas cuando sea necesario, máximo 40 mg / kg / día; adultos: 200-400 mg por vía oral cada 4-6 horas cuando sea necesario, máximo 2400 mg / día. (Soha, 2019)

Tratamiento antibacteriano
Primera línea

Ciprofloxacina / dexametasona ótica: (0.3% / 0.1%) niños ≥6 meses de edad y adultos: 4 gotas en los oídos afectados dos veces al día durante 7-10 días. (Ansley, 2019)

Ofloxacina ótica : (0.3%) niños ≥6 meses de edad: 5 gotas en los oídos afectados una vez al día durante 7 días; adultos: 10 gotas en los oídos afectados una vez al día durante 7 días. (Soha, 2019)

Segunda línea:

Ciprofloxacina / hidrocortisona ótica : (0.2% / 1%) niños ≥1 año de edad y adultos: 3 gotas en el o los oídos afectados dos veces al día durante 7-10 días. (Ansley, 2019)

Neomicina / polimixina B / hidrocortisona ótica : niños: 3 gotas en los oídos afectados tres o cuatro veces al día durante 7-10 días; adultos: 4 gotas en los oídos afectados tres o tres veces al día durante 7-10 días. (Ansley, 2019)

Antes del uso de gotas para los oídos tópicos, el canal auditivo debe limpiarse de escombros o cera. La ciprofloxacina / dexametasona y la ofloxacina pueden usarse en pacientes con membranas timpánicas perforadas y deben evitarse las gotas ototóxicas para los oídos (aquellas que contienen aminoglucósidos y alcohol) en pacientes con posibles perforaciones timpánicas. (Soha, 2019)

Tratamiento para hongos
Primera línea
Ácido acético / hidrocortisona ótica : (2% / 1%) niños ≥3 años y adultos: 3-5 gotas en los oídos afectados tres veces al día durante 7-10 días. (Soha, 2019)
Segunda línea
Clotrimazol tópico: (1%) niños ≥2 años de edad y adultos: 3-4 gotas en los oídos afectados tres o cuatro veces al día durante 7-10 días. (Soha, 2019)

Prevención
Técnicas para mantener el agua fuera de los oídos, como utilizar tapones al nadar, eliminar el agua de los oídos después de nadar, evitar el uso de hisopos. (Wiegand, 2019)

Referencia a segundo nivel
En general, los casos leves se manejan en atención primaria, sin embargo, puede tener casos poco frecuentes y potencialmente complicaciones mortales que requieren intervención especializada. Es por eso que en 2011 el Grupo Asesor de Auditoría Clínica y Práctica de UK (CAPAG) presentó una estratificación de riesgo EAR Score. (Selwyn, 2019) En un estudio realizado en 2018 por Selwyn en un grupo de 287 pacientes con otitis externa aguda en atención primaria, demostró que este Score presenta una alta sensibilidad (100%) y especificidad (90%) y puede ayudar a los médicos de atención primaria a decidir cuándo referir a atención especializada.

El puntaje se basa en tres dominios: factores de riesgo significativos, duración del tratamiento y síntomas de bandera roja. Cuanto mayor sea el puntaje, mayor es la probabilidad de complicaciones se recomienda derivación a especialistas si el puntaje es igual o mayor a tres.

Tabla 2. Algoritmo de EAR Score

Factores de Riesgo	Puntaje
Mayores de 65 años	1
OEA recurrente	1
Tratamiento actual de Quimio o radioterapia	1
Diabetes Mellitus (Bien controlada)	1
Compromiso inmunitario	2
Diabetes Mellitus (Mal controlada)	2
Duración del tratamiento	
Reagudización de los síntomas de OEA en los primeros 10 días del tratamiento.	3
OEA no resuelta en más de 14 días del tratamiento.	3
Síntomas de bandera roja	
Parálisis de un nervio craneal	5
Dolor de cabeza ipsilateral de gran intensidad	5
Eritema o hinchazón de la cara	5
Canal auditivo completamente estenosado (no se puede insertar el espéculo en el canal auditivo)	5

Recomendaciones de la puntuación:

Riesgo	Puntaje	Recomendación
Bajo	0	Poco probable que requiera un especialista referencia ahora. El paciente puede ser manejado en primer nivel.
	1-2	Seguimiento activo. El progreso del paciente debe ser manejado en atención primaria y vigilancia durante y después del tratamiento
	3-4	Considere una referencia de especialista para una cita de emergencia dentro de 12-48 h.
	5	Referencia urgente a especialista.
Alto	Algún síntoma de bandera roja.	

Tomado de: (Ansley, 2019)

1.*Ansley, J. M. (2019). OTO-201 for the Treatment of Acute Otitis Externa: Results from a Phase 3 Randomized Clinical Study. Obtenido de Annals of Otology, Rhinology & Laryngology, 128(6), 524–533.: https://doi.org/10.1177/0003489419830116*

2.*Echeverría, M., & Echeverría, F. (2015). Otología Clínica. Guía para el diagnpostico y tratamiento de las enfermedades del oido. Quito: YEVI.*

3.*Hui, C. (28 de Febrero de 2018). Canadian Paediatric Society. Obtenido de Acute Otitis externa: https://www.cps.ca/en/documents/position/acute-otitis-externa#ref9*

4.*Rosenfeld, R. M. (2014). Clinical Practice Guideline: Acute Otitis Externa. Obtenido de Otolaryngology–Head and Neck Surgery, 150(1_suppl), S1–S24. : https://doi.org/10.117*

5.*Rowlands, S. D. (2001). Otitis externa in UK general practice: a survey using the UK General Practice Research Database. . Obtenido de The British journal of general practice : https://www.ncbi.nlm.nih.gov/pmc/articles/PMC1314044/*

6.*Selwyn, D. M. (2019). When to refer: Validating the Evidence–based Acute Otitis Externa Referral Score (EARS). Our experience of 287 cases of otitis externa in primary care. . Obtenido de Clinical Otolaryngology: https://doi.org/10.1111/coa.13320*

7.*Soha, G. (2019). BMJ Best Practice Journal. Obtenido de Otitis Externa: https://bestpractice.bmj.com/topics/en-gb/40*

8.*Wiegand, S. B. (2019). Otitis Externa: Investigation and Evidence-Based Treatment. . Obtenido de Deutsches Ärzteblatt International.: 10.3238/arztebl.2019.0224*

CAPÍTULO 3

Sara Stefany Dávila Ávila

Diarrea Aguda en niños

Dentro de las consultas que atendemos a diario, una de los motivos más comunes por los que acuden nuestros pacientes en la medicatura rural es la diarrea aguda por lo tanto es imprescindible saber reconocerla, diagnosticarla y tratarla adecuadamente.

En este capítulo trataremos de dar una guía rápida y sencilla para que pueda utilizarla dentro de su consultorio donde sabemos que el tiempo es limitado sin embargo debe ser certero en sus diagnósticos y tratamientos, además de enfocarnos en el pilar fundamental que es la prevención para tratar de disminuirla dentro de su población.

Definición
Se define a la diarrea como el aumento en el número de deposiciones diarias acompañada de la disminución de consistencia en las mismas y de instauración rápida. (Riechmann, 2010)

Puede presentarse con síntomas como dolor abdominal, náuseas, vómitos, fiebre y dolor abdominal. Cabe recalcar que para que se considere aguda debe ser menos de 14 días entendiendo que es un proceso autolimitado sin descartar que podamos encontrar complicaciones como la deshidratación. (Riechmann, 2010)

Etiología
Las causas son diversas. Dentro de la más común se encuentra la infecciosa ocasionada por virus, bacterias y parásitos donde la diarrea prácticamente es el síntoma principal. (WHO, 2020)

Si hablamos de niños menores de 5 años debemos tener en cuenta que lo primero que se nos venga a la mente es que es ocasionada por virus y entre ellos el rotavirus. (Guarino, 2014)

En cuanto a bacterias los microorganismos que encontramos con frecuencia son: Escherichia coli enteropatógena (ECEP), Escherichia coli enterotoxigénica (ECET), Campylobacter jejuni, Shigella sp (S. sonnei y S. flexneri dan cuenta de más del 86% de todos los aislamientos de Shigella), y Salmonella sp. (Mora, 2014)

Giardia Lambia es el principal causante del grupo de parásitos así como Criptosporidium sp y Entamoeba histolytica. (Mora, 2014)

Entre otras causas está la intoxicación alimentaria por consumo de alimentos en mal estado y el uso de antibióticos por lo que es imprescindible realizar una buena historia clínica preguntando antecedentes personales dentro de un contexto epidemiológico. (CENETEC, 2015)

Epidemiología

Según la Organización Mundial de la Salud las enfermedades diarreicas representan la segunda mayor causa de muerte de niños menores de cinco años a nivel mundial, y provocan la muerte de 525 000 niños cada año. Los niños malnutridos o inmunodeprimidos son los que presentan mayor riesgo de enfermedades diarreicas potencialmente mortales. (WHO, 2020)

Por lo general son consecuencia de la exposición a alimentos o agua contaminados. En todo el mundo, 780 millones de personas carecen de acceso al agua potable, y 2500 millones a sistemas de saneamiento apropiados. La diarrea causada por infecciones es frecuente en países en desarrollo. (WHO, 2020)

En países de ingresos bajos, los niños menores de tres años presentan alrededor de tres episodios de diarrea anualmente, tomando en cuenta que cada episodio priva al niño de nutrientes necesarios para su crecimiento y desarrollo normal. En consecuencia, la diarrea es una importante causa de malnutrición, y los niños malnutridos son más propensos a enfermar por enfermedades diarreicas, transformándose en un círculo vicioso.(WHO, 2020)

Sin embargo cabe acotar que gracias a la implementación del uso generalizado de soluciones de rehidratación oral como tratamiento y la implementación de la vacuna contra el Rotavirus, la mortalidad infantil asociada con la diarrea ha disminuido constante pero lentamente durante las últimas 2 décadas. (Guandalini, 2020)

Es aquí donde nosotros como médicos de Atención Primaria de Salud debemos enfatizarnos en la prevención, trabajando en conjunto con la población y los dirigentes para luchar por una comunidad que tenga acceso al agua potable y a servicios adecuados de higiene y saneamiento, así como campañas de promoción donde el lavado de manos sea el pilar fundamental haciendo un hábito fácil y poco costoso dentro de nuestros pacientes de todas las edades.

Fisiopatología

Es importante conocer de manera general que la diarrea se produce cuando se rompe el equilibrio hidroelectrolítico, dónde el volumen de agua y electrolitos presentado al colon excede su capacidad de absorción, eliminándose de forma aumentada por las heces. (Riechmann, 2010)

Tal trastorno puede ser el producto de una fuerza osmótica que actúa en la luz para conducir el agua hacia el intestino (disminución de la absorción) o el resultado de un estado secretor activo inducido en los enterocitos. (Guandalini, 2020)

En el primer caso, la diarrea es del tipo osmolar, como se evidencia luego de la ingestión de azúcares no absorbibles como por ejemplo la lactulosa o la lactosa en los malabsorbedores de lactosa. (Guandalini, 2020)

El segundo caso corresponde a la diarrea de naturaleza secretora donde la causa más común es una infección bacteriana que resulta de la interacción entre el agente infeccioso y la mucosa intestinal. (Guandalini, 2020)

Este proceso puede darse por varios mecanismos. Por ejemplo, en determinados casos antígenos extraños penetran la barrera mucosa, tales como microorganismos o toxinas. Las toxinas microbianas se ligan a los receptores del enterocito y estimulan la secreción epitelial de agua e iones. (Riechmann, 2010)

Por otro lado, los microorganismos dañan el enterocito y provocan disminución en la absorción de electrolitos, pérdida de las hidrolasas del borde en cepillo y un escape de fluido a través del epitelio. (Riechmann, 2010)

La lesión por daño directo de la célula epitelial se da en las infecciones causadas por agentes virales como Rotavirus, aunque en este caso también una proteína viral actuaría como enterotoxina. (Riechmann, 2010)

Además se produce lesión vellositaria en infecciones agudas por protozoos tales como Giardia lamblia, Cryptosporidium parvum y Microsporidium. Todo ello conduce a una pérdida significativa de agua y electrolitos en heces. (Riechmann, 2010)

Cuadro Clínico

La presentación clínica y el curso de la diarrea dependen de la causa y del huésped:

1. **Características de las heces:** Consistencia, color, volumen, frecuencia
2. **Presencia de síntomas entéricos asociados:** Náuseas, vómitos, fiebre, dolor abdominal
3. **Uso de guarderías infantiles:** Agentes patógenos comunes: rotavirus, especies de Campylobacter , Shigella , Giardia y Cryptosporidium
4. **Historial de ingestión de alimentos:** Alimentos crudos o contaminados, intoxicación alimentaria
5. **Historial de viajes:** Los patógenos comunes afectan regiones específicas; también considere el rotavirus y Shigella, Salmonella y Campylobacter spp, independientemente del historial de viaje específico, ya que estos organismos prevalecen en todo el mundo
6. **Condiciones predisponentes:** Hospitalización, uso de antibióticos, estado inmunocomprometido (Guandalini, 2020)

El principal signo es la deshidratación del cual nos vamos a enfocar un poco más porque del grado de ella depende la gravedad de la diarrea y sobre todo el tratamiento que debemos instaurar.

Según el AEIPI debemos evaluar el estado de hidratación y clasificamos en:

1. Deshidratación grave si presenta dos de los siguientes signos:
   a. Letárgico o inconsciente
   b. Ojos hundidos
   c. Bebe mal o no puede beber
   d. Signo del pliegue cutáneo: la piel vuelve muy lentamente a su estado anterior (más de dos segundos)

2.Deshidratación si presenta dos de los siguientes signos:
  a.Intranquilo, irritable
  b.Ojos hundidos
  c.Bebe ávidamente, con sed
  d.Signo del pliegue cutáneo: la piel vuelve lentamente al estado anterior (en dos segundos o menos)
3.No tiene deshidratación cuando no hay suficientes signos para clasificar como deshidratación grave o deshidratación.

Si es que encontramos sangre en las heces podemos clasificar en:
1.Disentería grave si adicional a la sangre en heces existe uno de los siguientes signos:
  a. Fiebre alta
  b. Cólicos abdominales
  c. Dificultad o dolor al orinar o defecar
2.Disentería si encontramos sangre pero sin los síntomas antes mencionados (AEIPI, Actualización 2017)

Diagnóstico
Como lo mencioné al principio del capítulo es un proceso autolimitado en la mayoría de veces por lo que para su diagnóstico nos respaldaremos en una adecuada historia clínica y cuidadosa exploración física, tomando en cuenta que dentro de nuestras unidades de salud al ser rurales no dispondremos de laboratorio que constaten de que se trata de tal agente patógeno en específico, en cierta forma nos toca trabajar con lo que tenemos, confiar en nuestros instintos e improvisar de ser necesario.

Otro punto que es importante tenerlo en mente es que no hay datos específicos dentro de la historia clínica o el examen físico que nos haga establecer la causa viral o bacteriana por ejemplo hay algunos parámetros orientativos de diarrea bacteriana, como son: fiebre alta, presencia de sangre o moco en heces, dolor abdominal o afectación neurológica. En tal caso el conocimiento del agente causal no va a influir la mayoría de las veces en el abordaje terapéutico general de la diarrea sin signos de gravedad. (Riechmann, 2010)

Tratamiento

Para instaurar el tratamiento debemos regresar a la clasificación que hicimos al principio por grado de deshidratación:

1.Deshidratación grave

Si la niña o el niño no tienen otra condición grave procedemos a administrar el PLAN C en la unidad de salud.

El Plan C consiste en administrar líquidos intravenosos de inmediato. En el caso de que pueda beber, dar solución de SRO vía oral mientras se coloca el equipo de venoclisis.

SRO 75 o de baja osmoralidad que contienen un poco menos de sodio y glucosa que los tradicionales SRO 90, presentando la ventaja de reducir el volumen de la diarrea y de los vómitos además de reducir la necesidad de utilizar tratamiento IV.

Se debe dar 100 ml /kg de Lactato de Ringer o Solución Salina al 0.9% en el caso de no contar con el Lactato:

a.Primera hora: 50 ml/kg

b.Segunda hora: 25 ml/kg

c.Tercera hora: 25 ml/kg

Vigilar y evaluar cada hora verificando que si el estado no mejora aumentar la velocidad del goteo IV.

Dar SRO 5 ml/kg/hora verificando apenas pueda beber.

Pasado las seis horas en menores de un año y 3 horas en mayores de un año, debemos volver a evaluar y clasificar para ver qué plan es el adecuado.

Después de iniciar Plan C referir urgente a Hospital.

Recomendar a madre que continúe con lactancia materna en caso de ser necesario.

2.Deshidratación

Si la niña o el niño no tienen otra condición grave procedemos a administrar el PLAN B en la unidad de salud.

El Plan B consiste en administrar SRO durante 4 horas

Peso	< 6kg	6 - <10 kg	10 - <12 kg	12-19 kg
Edad	< 4 meses	4 a 11 meses	12 meses a <2 años	2 a 5 años
En mL	200-450 mL	450- 800 mL	800 – 960 mL	960 – 1600 mL

Tomado de AEIPI 2017

Podemos calcular la cantidad aproximada de SRO en ml multiplicando el peso del niño en kg por 75 y damos de 50 a 100 ml/kg/4 horas. Si tenemos pacientes con desnutrición aguda severa hidratamos con SRO 75 y añadimos 10 ml de cloruro de potasio por cada litro de SRO. Revalorar luego de 4 horas y clasificamos el grado de deshidratación, seleccionamos el plan adecuado y comenzamos alimentación según tolerancia.

Educar a la madre es un paso que no debemos olvidar para que continúe el tratamiento de una manera efectiva y adecuada con 4 reglas:
I. Aumentar ingesta de líquidos
II.Administrar Zinc por 14 días
III.Mantener alimentación y lactancia materna
IV.Reconocer signos de alarma para q acuda de inmediato

Llamar en consulta a los 5 días si diarrea persiste.
Referir urgente si niño presenta otra condición grave o riesgo social.

3.No tiene deshidratación
Instaurar Plan A que consiste en las 4 reglas antes mencionadas:

1.Aumentar ingesta de líquidos tanto como paciente tolere esto incluye leche materna, SRO y alimentación complementaria de ser el caso.
Para administrar SRO:
a.Menores de 2 años: 50 a 100 ml (1/4 a 1/2 de taza) luego de cada deposición.
b.Mayores de 2 años: 100 a 200 ml (1/2 a 1 de taza) luego de cada deposición.
2.Administrar Zinc a partir de los dos meses de edad 1 vez al día por 14 días:
a.De 2 a 5 meses: dar 10 mg de Jarabe de Zinc.
b.De 6 meses o más: dar 20 mg de Jarabe de Zinc.

3.Continuar alimentación complementaria según apetito de niño, así como lactancia materna.

4.Comentar signos de alarma que debe tener muy en cuenta la madre para que acuda de inmediato de presentarlos el paciente.

Por último citar a consulta a los 5 días si diarrea persiste. (AEIPI, Actualización 2017)

Si dentro de nuestra clasificación realizada anteriormente diagnosticamos de disentería el tratamiento lo hacemos de la siguiente forma:

1. Disentería grave

Primero clasificamos a la deshidratación de acuerdo a lo mencionado anteriormente.

Aplicamos primera dosis de antibiótico de elección:

Ciprofloxacino a dosis de 30mg/kg/día cada 12 horas por 3 días. De alternativa utilizaremos Azitromicina a dosis de 20mg/kg/día una vez al día por 3 días. Referimos a hospital base de manera urgente.

2. Disentería

Clasificamos a la deshidratación y aplicamos las 4 reglas. Debemos explicar a madre que la sangre probablemente desaparecerá en algunos días y citar en tres días para hacer seguimiento.

Prevención

Nosotros como promotores de la salud debemos enfocarnos principalmente en la prevención de este tipo de enfermedades antes del tratamiento, como hemos visto las enfermedades diarreicas son un problema mundial, sin embargo implementar estrategias preventivas baratas pero efectivas dentro de nuestras comunidades que garanticen resultados a largo plazo es posible.

Realizar campañas para fomentar el correcto lavado de manos reduce la incidencia de las enfermedades diarreicas en más de un 40%, convirtiéndose así en una de las intervenciones más costoeficaces para reducir las muertes infantiles por esta enfermedad desatendida por lo tanto educar a nuestra población es fundamental. (WHO, 2020)

Entre otras medidas importantes se encuentran fomentar la utilización de suero de rehidratación oral, la administración de Zinc, la vacunación contra rotavirus, incentivar la lactancia materna temprana y exclusiva así como la suplementación de vitamina A, una buena higiene al momento de preparar y consumir los alimentos y sobre todo el fomento del buen manejo y tratamiento del agua y saneamiento a nivel comunitario. (WHO, 2020)

Tal vez no podremos hacer mucho a nivel mundial pero podemos contribuir demasiado con nuestra población de la que seguro estará muy agradecida con nosotros y a la que debemos mucho.

1.AEIPI. (Actualización 2017). Atención Integral a Enfermedades Prevalentes de la Infancia (AIEPI) Clínico Cuadros de Procedimientos. Quito.

2.CENETEC. (2015). Prevención, diagnóstico y tratamiento de diarrea aguda en adultos en el primer nivel de atención. Recuperado el 14 de Febrero de 2020, de https://www.gob.mx/salud/documentos/atencion-diagnostico-y-tratamiento-de-diarrea-aguda-en-adultos-en-el-primer-nivel-de-atencion-guia-de-referencia-rapida

3.Guandalini, S. (21 de Enero de 2020). Medscape. Recuperado el 14 de Febrero de 2020, de https://emedicine.medscape.com/article/928598-overview

4.Guarino, A. (Julio de 2014). European Society for Pediatric Gastroenterology, Hepatology, and Nutrition/European Society for Pediatric Infectious Diseases Evidence-Based Guidelines for the Management of Acute Gastroenteritis in Children in Europe: Update 2014. Recuperado el 14 de Febrero de 2020

5.Mora, J. J. (Marzo de 2014). Diarrea aguda: Epidemiología, concepto, clasificación, clínica, diagnóstico, vacuna contra rotavirus. Recuperado el 14 de Febrero de 2020, de http://ve.scielo.org/scielo.php?script=sci_arttext&pid=S0004-06492014000100007

6.Riechmann, E. R. (2010). Asociación Española de Pediatría, Protocolos de Gastroenterología, Hepatología y Nutrición. Recuperado el 14 de Febrero de 2020, de Segunda ed., pp 11-19: https://www.aeped.es/sites/default/files/documentos/diarrea_ag.pdf

7.WHO. (2020). Organización Mundial de la Salud. Recuperado el 14 de 02 de 2020, de https://www.who.int/topics/diarrhoea/es/

CAPÍTULO 4

Pedro Andres Duque Torres

Fracturas

Definición

Una fractura puede definirse como la interrupción de la continuidad ósea y/o cartilaginosa. Habitualmente se producen como consecuencia de un traumatismo único de intensidad superior a la que el hueso sano puede soportar. Las fracturas por insuficiencia o patológicas son aquellas que aparecen como consecuencia de traumatismos de poca intensidad sobre el hueso patológicamente alterado por procesos generales (osteogénisis imperfecta, osteomalacia, osteoporosis, Paget, etc.) o locales (neoplasias, lesiones pseudotumorales, etc.); la osteoporosis es actualmente la causa subyacente más frecuente en las fracturas patológicas, especialmente en mujeres postmenopausicas con osteoporosis no diagnosticada o diagnosticada, pero no tratada. Las fracturas por fatiga o estrés se deben a exigencias mecánicas cíclicas inversas (como cuando se quiere romper la anilla de una lata de refresco con las manos, girando a un lado y a otro) o a fuerzas de compresión repetidas; estas pueden afectar a hueso patológico (como las zonas de Looser-Milkman del raquitismo y la osteomalacia) o sano (la más conocida y frecuente es la fractura del recluta o de Deutschlander de la diáfisis del segundo metatarsiano, pero pueden presentarse en otras localizaciones como cuello femoral, diáfisis tibial,etc.) (Fig1) (Monteagudo, 2018)

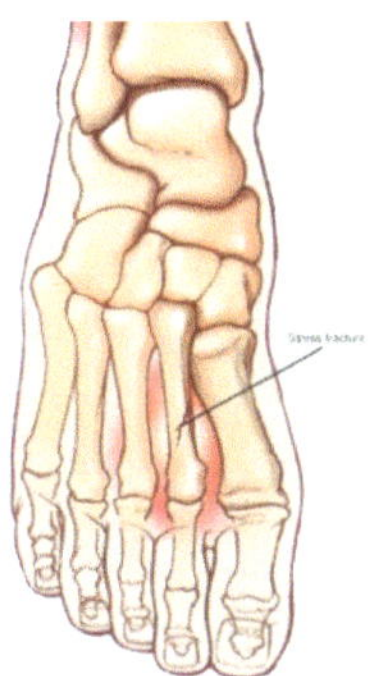

Mayo Fundation For Medical Education And Research. All Right Reserved
(Mayoclinic)

Clínicamente, las fracturas pueden ocasionar dolor, tumefacción, deformidad e impotencia funcional. Siempre es conveniente explorar la función neurovascular distal a la fractura. El diagnostico se confirma mediante radiografía simple, en al menos, dos proyecciones (generalmente, anteroposterior y lateral). Una fractura es conminuta cuando en el foco se precian varios fragmentos óseos. En determinadas fracturas (húmero proximal, pelvis, acetábulo, calcáneo, vertebrales) puede estar indicada la realización de una TC para mejor diagnóstico y planificación del tratamiento. Las fracturas por fatiga no se aprecian en la radiografía inicial; en dicha fase, puede ser de ayuda el empleo de gammagrafía, que revelaría hipercaptación en el foco de fractura, traduciendo actividad inflamatoria en éste, o uma RM que mostraría los cambios precoces en la respuesta inflamatorio del hueso. El callo óseo es habitualmente visible hacia 6-8 semanas desde el inicio del dolor. (Monteagudo, 2018)

Clasificación
Etiología

- Habituales: Las fracturas habituales son aquellas que se producen en el hueso sano como resultado de un traumatismo directo o indirecto cuya fuerza vence la resistencia del hueso, pudiendo clasificarse en fracturas de alta y fracturas de baja energía y pueden producirse por mecanismos directos o indirectos (más abajo)
- Por estrés: traumas repetidos de baja energía, que por sí solos no podrían causar fractura. Deben existir por tanto antecedentes; el paciente suele referir previas molestias. Son típicas de atletas en relación a cambios de calzado, de terreno... o en militares que realizan largas marchas. La mayoría asienta en los miembros inferiores y en la pelvis. El hueso afectado más a menudo es la tibia:
- Tibia proximal: en militares.
- Tercio medio: en ballet.
- Maleolo externo: en corredores con pies pronados. Durante un tiempo hay fractura de trabéculas y remodelación ósea. Se puede ver una zona hiperdensa en la radiografía. A veces la fractura de trabéculas supera la capacidad de regeneración. A veces la fractura de trabéculas supera la capacidad de regeneración. Sospechamos, por tanto, fractura por estrés si presenta antecedente doloroso e inexistencia de mecanismo violento que la

Debemos hacer además de una radiografía (en la que la fractura puede pasar desapercibido) una gammagrafía ósea para ver el aumento de captación de la zona por el elevado metabolismo del hueso (en regeneración).

- Ejemplo: Fractura de Deutschlander = fractura del segundo metatarsiano por fuerzas repetidas de flexión. Más frecuente en corredores maratonianos, y en personas con el segundo metatarsiano más largo.
- Patológicas: Una fractura patológica es aquella que se produce en el seno de una estructura debilitada del hueso, ya sea por traumas mínimos (que en condiciones normales no produciría una fractura) o espontáneamente. (UCM, Estudio de las Fracturas, 2018)
- Localizada: Quiste, tumor, orificio en el hueso dejado por la retirada de un tornillo
- Generalizada (insuficiencia ósea): Todo el tejido óseo es débil, como en la osteoporosis o las displasias (metabolismo óseo anómalo que conduce a fragilidad)

Punto que soporta la violencia
- Directa: Las fracturas directas son aquellas que se producen cuando el agente traumático actúa directamente sobre el punto de fractura, siendo con frecuencias fracturas abiertas y con grandes lesiones de las partes blandas. Las causas o mecanismos pueden ser variadas: compresión, aplastamiento, agentes penetrantes... Un caso particular son las armas de fuego, que pueden ser de baja o alta velocidad. Estos proyectiles pueden producir una fractura multifragmentaria (fracturas conminutas) o daños agravados por lo que se conoce como "proyectiles secundarios", que son fragmentos óseos y del proyectil desprendido al chocar el uno con el otro. Además, existe apertura en la piel, con las complicaciones por infección que suponen.
- Indirecta: Las fracturas indirectas son aquellas en las que la solución de continuidad del hueso se produce en un punto distante de aquel donde actúa la fuerza. Estas fracturas pueden producirse por diversos mecanismos: (UCM, Estudio de las Fracturas, 2018)
- Tracción: típica en las apófisis de los huesos como el calcáneo, la tuberosidad de la tibia, el olecranon o la rotula
- Compresión: que ocurre principalmente en aéreas de hueso esponjoso débil, como las vertebras
- Torsión: como en el esquí (normalmente en huesos largos)

- Flexión: que se produce cuando un hueso recto es obligado a incurvarse o uno curvo a rectificar su curvatura
- Cizallamiento: que se produce cuando sobre un hueso actúan dos fuerzas en sentidos opuestos.

Relación con el estado de la piel
- Cerradas: en las que la fractura ocurre con integridad de las partes blandas y que se valoran mediante la clasificación de Tscherne y Oestern:
- Grado 0: mínima lesión de partes blandas por mecanismos indirectos, sin desplazamiento ni conminución.
- Grado I: que es una fractura acompañada de abrasiones superficiales o contusiones producidas por mecanismo indirecto y que tienen un desplazamiento moderado y patrón no complejo
- Grado II: que son fracturas con patrón complejo producidas por mecanismo directo y acompañadas de contusiones musculares significativas o abrasiones profundas (riesgo importante de síndrome compartimental)
- Grado III: que son fracturas producidas por mecanismo directo de alta energía, como aplastamientos, y que presentan grave lesión de los tejidos blandos y de la piel y en ocasiones lesión vascular y síndrome compartimental.

Abiertas: en las que se pone en contacto el foco de fractura con el exterior y que se valoran por la clasificación de Gustilo y Anderson. (UCM, Estudio de las Fracturas, 2018)

Tipo I: que es una fractura abierta con una herida limpia menor de 1cm (sin evidencia de contaminación profunda)
Tipo II: que es una fractura abierta con laceración mayor de 2cm y sin gran afectación de los tejidos blandos, colgajos o avulsiones
Tipo III: que es una fractura abierta de más de 10cm, con gran afectación de los tejidos blandos o incluso amputación traumática.

IIIA, en la que a pesar de las grandes lesiones de partes blandas, se puede conseguir una reconstrucción y cobertura cutánea adecuada.

IIIB, en la que hay dificultad para conseguir coberturas adecuadas y el hueso está expuesto.

IIIC, que son fracturas abiertas asociadas a lesión vascular que precisan reparación para la conservación de la extremidad.

El trazo

Incompletas: son aquellas en las que la solución de continuidad no afecta a todo el espesor del hueso, si no solo a una de las corticales, formándose un trazo fracturario sin separación de los bordes óseos. Estas fracturas pueden ser: (UCM, Estudio de las Fracturas, 2018)

* Fisuras
* Fracturas en tallo verde o inflexiones: son fracturas por flexión que afectan a huesos flexibles y dúctiles.
* Infracciones, fracturas torus o caña de bambú: son habituales en niños, en zonas de unión entre metáfisis y diáfisis, y en las cuales el hueso cortical esta insuflado, formando un engrosamiento anular o rodete subperióstico.
* Aplastamientos: en las que se rompen las trabéculas internas sin llegar a romperse las corticales.

Completas
* Completas simples: que son aquellas en las que el trazo es único, generándose 2 fragmentos óseos sin desplazamiento.
* Completas con desplazamiento: en las que se pierde la alineación de los fragmentos generados por la fractura y según el número de fragmentos se dividen en simples (dos fragmentos), bifocales (tres fragmentos con el intermedio en forma de alas de mariposa) y conminutas (muchos fragmentos).

El tipo de desplazamiento: Según como se hayan desplazado los fragmentos óseos, las fracturas pueden clasificarse en: (UCM, Estudio de las Fracturas, 2018)
* Acabalgamientos o desplazamientos longitudinales: cuando se ha producido aproximación de los fragmentos óseos.
* Diástasis o alargamiento (ad axim): cuando se ha producido un alejamiento de los fragmentos óseos

- Rotación o decalaje: cuando uno o ambos fragmentos giran sobre su eje longitudinal en dirección opuesta, quedando una orientación diferente
- Desviación lateral: cuando los fragmentos se deslizan transversalmente, pudiendo guardar algo de contacto entre si
- Impactación o telescopaje: cuando los extremos fracturados penetran uno dentro del otro
- Angulación: cuando el desplazamiento lateral es menor que el diámetro del hueso y sus fragmentos permanecen unidos o engranados.

Estabilidad intrínseca de la fractura: la estabilidad de la fractura es la tendencia que tiene a desplazarse una vez reducida de forma adecuada. De ello dependerá si se requiere un tratamiento quirúrgico o no. (UCM, Estudio de las Fracturas, 2018)
- Estables: los fragmentos no se mueven.
- Inestables: tiene una serie de características
- Los trazos, dado que si son transversales o de oblicuidad mayor de 45° son más inestables.
- La presencia de conminuciones.
- El grado de afectación de las partes blandas que aportan estabilidad.

Según la localización anatómica (sólo para huesos largos):
- Epifisarias (en extremos).
- Metafisarias (en zona de embudo).
- Diafisarias (1/3 proximal. medio ó distal).

Clasificación De Las Fracturas Según La A.O

1. Fracturas de la región epifisaria/ articular
2. Fracturas de la región metafisaria
3. Fracturas diafisarias: dentro de ella:

a. Simples que pueden ser espiral (en movimiento de rotación) transversales y oblicuo. Los dos fragmentos contactan a lo largo de toda la línea de fractura. En ellas las corticales tienen contacto, por lo que son las fracturas más estables y su reducción es más sencilla, lo que favorece la curación.

b. Fracturas de trazo complejo: los dos fragmentos grandes se mantiene el contacto entre sí por un punto, por lo que son más inestables. Hay un fragmento en "alas de mariposa" simple o múltiple. Son fracturas por alta energía. Provocan cuña de torsión, de flexión y cuña fragmentada. Con 3 fragmento o fragmento en cuña, el fragmento en cuña puede estar fragmentado a su vez. La diferencia entre estos y el siguiente es que los 2 fragmentos principales contactan en un punto

c. Fracturas de varios fragmentos: los dos fragmentos no contactan entre sí, están separados. Son por traumatismos de muy alta energía. Son las más complejas totalmente inestables.

4. Fracturas vertebrales
5. Fracturas de la pelvis y del acetábulo
6. Fracturas de trazo epífiso (parte superior del hueso)/metafisario.

a. Se puede producir una fractura a través del hueso esponjoso, en estas fracturas no se afecta la parte articular (sería fractura metafisaria) pueden ser de trazo simple o más complejo
b. Si la fractura se produce en vertical, se rompe el hueso esponjoso pero también el cartílago articular
c. Fractura de un trazo parcial de la articulación. Fractura epífiso metafisaria, hay roto hueso esponjoso y cartílago hialino, no se rompe solo un trozo sino todo, puede ser complejo (se hunde y además en el lugar de hundimiento hay una fractura)
d. Fractura articular: En vez de darse un trazo lineal se hunde la zona superior, hay un aplastamiento. En las anteriores las trabéculas están rotas de manera lineal mientras que aquí no, se quedan aplastadas. Si luego esto se levanta para reconstruir la superficie articular podremos observar un agujero porque las trabéculas óseas se han aplastado y como no se vuelven a expandir al reducirse la fractura seguirá habiendo un agujero. Puede llegar a destrozarse la articulación. (UCM, Estudio de las Fracturas, 2018)

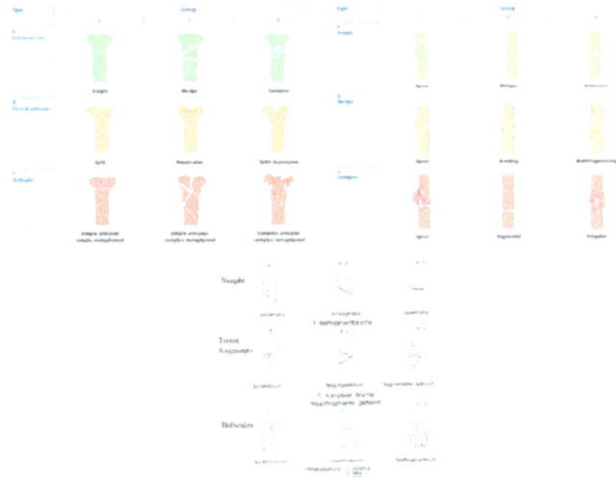

Clasificación AO de las fracturas (UCM, Estudio de las Fracturas, 2018)

Epidemiología
- La incidencia de las fracturas está influida en cierta medida por el sexo y la edad, de modo que: En mujeres mayores de 60 años la incidencia es mayor en tobillo y radio distal.
- En los hombres las fracturas son más frecuentes durante la juventud, normalmente a causa de traumatismos de alta energía.
- Las fracturas de fémur y humero proximal son poco frecuentes pero en la juventud, pero a partir de los 60 años su incidencia aumenta exponencialmente, siendo especialmente relevante en las mujeres debido a la osteoporosis (UCM, Estudio de las Fracturas, 2018)

Patogenia

Un agente vulnerante, dotado de una energía cinética determinada, provoca tensiones que superan la resistencia del hueso frente a ellas, ocasionando su rotura. La resistencia del hueso es elevada (equivalente a una décima parte de la resistencia del acero), gracias a los cristales de hidroxiapatita que se superponen a las fibras de colágeno. Le confiere una resistencia muy elevada a la compresión pero no tanto a la tracción e incurvación laterales. Con respecto a la forma, la estructura tubular hueca de los huesos largos distribuye mejor las fuerzas de flexión y torsión que si fuera una estructura cilíndrica sólida, multiplicando su resistencia x 5'3 veces. (UCM, Estudio de las Fracturas, 2018)

Síntomas

Los síntomas de un hueso fracturado incluyen: (Ma & Zieve, 2017)
- Extremidad o articulación visiblemente fuera de lugar o deformada
- Hinchazón, hematoma o sangrado
- Dolor intenso
- Entumecimiento y hormigueo
- Ruptura de la piel con el hueso que protruye
- Movimiento limitado o incapacidad para mover una extremidad

Diagnostico Y Pronostico

Los datos clínicos y radiográficos deben servir para diagnosticar la lesión y poder establecer un pronóstico. La siguiente tabla refleja los factores favorables y desfavorables que se pueden encontrar. (Ruiz & Hazañas, 2016)

	Favorable	*Desfavorable*
Edad	Menor 15 años	Mayor 15 años
Estado general	Bueno	Malo
Energía	Baja (doméstico)	Alta (tráfico)
Mecanismo	Indirecto	Directo
Desplazamiento	No ó mínimo	sí
Estabilidad	Si	No
Conminución	No	Si
Lesión partes blandas	Gustilo I	Gustilo II .III

Proceso de Consolidación

La reparación de la fractura tiene unas características especiales, es un proceso de restauración que se completa sin formación de cicatriz. A diferencia de lo que ocurre en otros tejidos como la piel, al finalizar el proceso de reparación sólo queda hueso maduro en lugar de la fractura. IV.1. (Ruiz & Hazañas, 2016)

Evolución Del Callo De Fractura

• Fase De Impacto: La consolidación espontánea de la fractura empieza con la formación de un hematoma en el lugar de la fractura, ya que la necrosis y hemorragia que se producen va a liberar factores que iniciaran y regularan todo el proceso de activación y que comprenderá tres fases: Migración de células mesenquimales atraídas por factores quimiotácticos, Proliferación celular como respuesta a factores mitogénicos, Diferenciación celular regulada por factores inductores.

• Fase De Inflamación: La finalidad de esta respuesta inflamatoria, es la limpieza del foco de fractura para preparar el terreno a la consolidación. Se inicia inmediatamente después de producirse la fractura. Se produce un acumulo de líquido en el espacio intersticial por vasodilatación y aumenta la permeabilidad capilar en respuesta a factores como histamina, serotonina, etc. y localmente se concentran, leucocitos, PMN y especialmente neutrófilos, a los que se unen progresivamente células de la serie mononuclear-fagocitica. Todas las células inflamatorias, como las plaquetas del hematoma fractuario, liberan factores locales que desencadena la proliferación, emigración y diferenciación de células mesenquimales y la aparición de brotes vasculares que invadirán el foco. Entre el 4º y 21 días hay un aumento del flujo sanguíneo local. La regularización del proceso de consolidación va a depender en parte de la electronegatividad y la relativa falta de oxígeno.

- Fase De Formación De Callo Blando: Hay proliferación y diferenciación celular con un aumento de proliferación vascular. La proliferación se pone en marcha donde se encuentra el periostio, endostio y tejido circundantes vasculares, comienzan a aparecer osteoblastos, osteoclastos y condroblastos. Los osteoblastos y condroblastos forman una amalgama celular responsable del callo blando. La fractura se acompaña de la interrupción del periostio en las dos capas que lo componen: Capa fibrosa externa Capa fibrosa interna o cambium; las células del cambium proliferan y se diferencia formando un collarete alrededor de cada extremo fractuario, hasta que llegan a unirse, formando el callo periférico periostico. Cuando la oxigenación del foco es buena la diferenciación de las células del cambium, se produce en sentido osteoblastico (sintetizan osteoide, y suponen el primer paso de un proceso de osificación desmógena directa), y si es hipóxico se hace en sentido condroblastico (sintetizan sustancia intercelular amorfa). La interrupción del endostio y de la medular también producirá una diferenciación celular, formando el callo medular ó endóstico y sufrirá una diferenciación osteoblástica. Todo esto se ve acompañado por la generación de focos de angiogénesis que establecerán un nuevo sistema de perfusión local.
- Fase De Formación De Callo Duro: Se produce la mineralización del callo blando y variara dependiendo del tejido subyacente. El tejido osteoide neoformado se va a mineralizar directamente por el depósito de cristales de hidroxiapatita. El tejido cartilaginoso seguirá un proceso de osificación encondral similar al que siguen los moldes cartilaginosos del feto. El tejido óseo resultante es de tipo fibrilar.
- Fase De Remodelación: Durara meses y años, hasta que el hueso fibrilar se transforma en laminar trabecular en las zonas epifisometafisaria y haversiano en la cortical diafisaria. En esta fase desaparece la electronegatividad, se normaliza la tensión de oxígeno y la cavidad medular, ocupada por el tejido neoformado, es vaciado y ocupado por médula ósea. Esta fase conducirá a una reorganización interna del callo.

El hueso responde a sus características de carga de acuerdo a la ley de Wolf durante la fase de remodelación. (Ruiz & Hazañas, 2016)

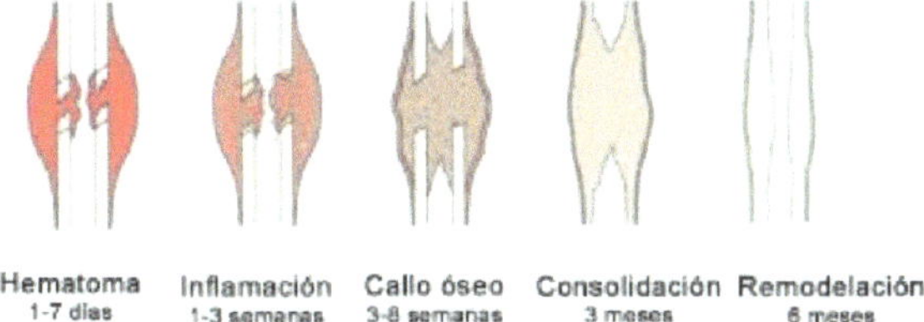

Consolidación del Hueso en las fracturas. (Mora)

Tratamiento
- Conseguir que la consolidación ósea se desarrolle correctamente. Lo importante es la recuperación de la forma y función del segmento fracturado: (las 3 R)
- Reducción de la fractura: afrontando los extremos fracturados, debemos mantener la reducción estable
- Retención, inmovilización o contención de la fractura
- Recuperación funcional del segmento afectado cuando esta es estable

El tratamiento dentro del primer nivel de atención es realizar una inmovilización que pretenda ayudar con la consolidación adecuada del hueso fracturado o a su vez evitar complicaciones o exacerbación de la fractura hasta tener una resolución en una institución de mayor complejidad ya sea una reducción abierta o cerrada. Además es indispensable el manejo del dolor para lo cual se recomienda revisar guías del manejo del dolor con la escala respectiva de analgésicos, y en caso de ser requerido manejo antibiótico. (UCM, Tratamiento de Fracturas, 2018)

Reducción de la Fractura
El tono muscular lleva siempre el acortamiento de las fracturas, tenemos que luchar contra el tono muscular para corregirlo. Por lo tanto se trata de corregir los desplazamientos en:

- Acortamiento: tracción en el eje. En estos casos lo primero que tenemos que hacer es tirar del fragmento distal sujetando el proximal.
- Traslación lateral: por presión lateral. Para corregirlo debemos empujar (generalmente sobre el fragmento distal) para afrontar los dos fragmentos.
- Angulación
- Desplazamiento rotatorio: es el más difícil de corregir, sobre todo en el brazo. Las mal rotaciones son muy mal toleradas y no se corrigen con el crecimiento. Son visibles por referencias proximales y distales. Es lo último que se corrige. Todo esto se produce por el tono muscular que tratara de mantener los fragmentos en la posición previa a la reducción, por lo que debemos mantener la reducción.

La reducción puede ser:
- Estable: los fragmentos se han enervado y se han corregido las deformidades hasta unos grados que son tolerables para la consolidación de la fractura y variables para cada hueso. Si una vez que dejamos de hacer fuerza se queda enganchada la fractura es estable, si se vuelve a desmontar (inestable).
- Inestable: en cuanto se dejan las maniobras de reducción la fractura vuelve a desplazarse (las tracciones musculares sobre los fragmentos por ejemplo, la diáfisis femoral).
- Imposible: interposición de partes blandas. Necesitará tratamiento quirúrgico (como la inestable).

Contención de la Fractura Estable
Tratamiento ortopédico (UCM, Tratamiento de Fracturas, 2018)
- Inmovilización con vendaje blando (con vendas con almohadillado que mantienen la fractura): clavícula, hombro.
- Yeso circular que inmoviliza la diáfisis fracturada y las 2 articulaciones vecinas. Usado para antebrazo y tibia. En estos casos hay que sujetar las dos articulaciones. Por ejemplo en casos de fractura de tibia hay que inmovilizar también el tobillo. Nunca hay que ponerlo cerrado en las primeras 48 horas si hay inflamación porque se comprimen las celdas aponeuróticas y se puede producir un síndrome compartimental.
- La tracción continua, consiste en una tracción del miembro hasta que consolide la fractura. Busca vencer el tono muscular y reducir los

desplazamientos en el eje: acortamiento, así como las angulaciones y la rotación. Se puede mantener hasta la consolidación de la fractura. Se pasa una aguja metálica o de Kirschner por los huesos y se sujetan con un estribo que es un elemento metálico que tiene forma de herradura donde se colara el peso. Muy usado en fracturas de fémur en niños (en ellos se hace sobre partes blandas y sobre los dos miembros) en adultos sobre hueso. Esta última se la realizará en un centro de mayor complejidad.

Contención de la Fractura Inestable
Estas fracturas requieren de tratamiento quirúrgico por lo que se realizaran en centros adecuadas de mayor complejidad de atención. El tratamiento puede ser por fijación externa u osteosíntesis según el caso, con el manejo subsiguiente con controles de la reducción y posterior rehabilitación. (UCM, Tratamiento de Fracturas, 2018)

Complicaciones de las Fracturas
Hay un gran número de complicaciones que potencialmente pueden asociarse a las fracturas, pueden clasificarse en generales y locorregionales. Muchas de las complicaciones generales están relacionadas entre sí, pudiendo conducir unas a otras. (Ruiz & Hazañas, 2016)

Complicaciones Generales
- Shock postraumático (hipovolémico, cardiogénico, neurogénico o séptico)
- Trombosis venosa profunda y sus complicaciones, especialmente la embolia pulmonar
- Coagulación intravascular diseminada
- Síndrome de embolia grasa
- Síndrome de dificultad respiratoria del adulto
- Fracasos multiorgánicos y multisistémico
- Tétanos
- Complicaciones psiquiátricas

Complicaciones Locorregionales
- Lesiones vasculares, nerviosas y musculotendinosas
- Síndrome compartimental
- Infección de partes blandas, osteomielitis y artritis sépticas

- Alteración del proceso de consolidación
- Consolidación en mala posición
- Alteración del crecimiento en longitud de los huesos por lesión fisaria
- Necrosis avascular
- Rigidez articular
- Artrosis postraumática
- Osificación periarticular postraumática (miosistis osificante)

Criterios de Referencia
- Patologías que requieran evaluación por Traumatólogo por ser de alta complejidad
- Patologías de atención urgente y cuyo pronóstico empeora con la espera
- Patologías que requieran exámenes específicos que en APS no tienen acceso (AuracaniaNorte, 2014)

Criterios de Contrareferencia
- Una vez evaluado el Paciente por Traumatólogo, se define el Diagnóstico y se indica Tratamiento.
- Citar a Control cuando corresponda
- Control en su Establecimiento de Orígen.
- Alta definitiva del Policlínico de Traumatología , cuando se define el Diagnóstico y Tratamiento, o se ha descartado el diagnóstico , y sólo requiere evaluación en APS . (AuracaniaNorte, 2014)

BIBLIOGRAFÍA

1.AuracaniaNorte. (2014). *Protocolo de Referencia y Contrareferencia*. Retrieved 2017, from Servicio de Salud Auracania Norte: https://www.araucanianorte.cl/images/PDF-WORD/TRAUMATOLOGIA.pdf

2.Ma, B., & Zieve, D. (2017). *Fractura*. Retrieved 2017, from MedLinePlus: https://medlineplus.gov/spanish/ency/article/000001.htm

3.MayoClinic. *Fractura por estres. Fractura por estres*. https://www.mayoclinic.org/es-es/diseases-conditions/stress-fractures/symptoms-causes/syc-20354057, Arizona.

4.Monteagudo, M. (2018). *Manual CTO de Medicina y Cirugía*. In J. Rios, *Manual CTO* (p. 1). Madrid: Grupo CTO Editorial.

5.Mora, G. *Proceso de Consolidación de Fracturas. Plasma Rico en Plaquetas y Celulas Madre en las Fracturas*. Intramed, Logroño.

6.Ruiz, J., & Hazañas, S. (2016). *Fracturas: Conceptos Generales y Tratamiento*. Retrieved 2017, from El Médico Interactivo.

7.UCM. (2018, 03 28). *Estudio de las Fracturas*. Retrieved 2018, from Universidad Complutense Madrid: https://www.ucm.es/data/cont/docs/420-2014-03-28-02%20Fracturas%20oseas.pdf

8.UCM. (2018). *Tratamiento de Fracturas*. Retrieved 2018, from Universidad Complutense Madrid: https://www.ucm.es/data/cont/docs/420-2014-02-18-03%20Tratamiento%20de%20Fracturas.pdf

CAPÍTULO 5

Karen Estefanía Freire Guadalupe

Apendicitis Aguda

Definición

La apendicitis aguda es la inflamación del apéndice cecal, considerada una causa habitual de dolor abdominal en población joven, corresponde a la fuente de abdomen agudo quirúrgico de tipo inflamatorio más frecuente, que por la connotación de su fisiopatología representa una emergencia médica quirúrgica y que se presenta como un reto diagnóstico para los profesionales que tienen el primer contacto con el paciente que por lo general son los médicos de atención primaria. (Garro, Rojas, & Thuel, 2019)

Epidemiologia

Según la información estadística recogida, la apendicitis aguda se presenta con más prevalencia en el grupo poblacional joven entre las edades comprendidas entre 25 a 35 años, presentando una incidencia de 1.17 a 1.9 personas por cada 1,000 habitantes cada año, se considera que existe riesgo de presentar esta patología de 8.6% en el género masculino y un 6.7% en el género femenino durante su vida. (Diaz, y otros, 2017)

En el Ecuador según datos del INEC en el año 2018 la apendicitis aguda figura como la principal morbilidad, pues se han registrado 41.355 casos de egresos hospitalarios en todo el país en la población en general por esta patología, seguido por la colelitiasis y las neumonías como causas secundarias y terciarias. (Bastidas & Herrera, 2019)

Al analizar las 5 principales causas de morbilidad según el género podemos encontrar que en el género masculino hay 19.852 casos de egreso reportados por apendicitis en donde sigue ocupando el primer lugar; sin embargo en el género femenino podemos encontrar que esta patología ocupa el segundo lugar con 17.334 casos reportados, solo siendo superada por la colelitiasis con 29.478 casos en el 2018. (Bastidas & Herrera, 2019)

Etiología

La etiología de la apendicitis aguda es variada y siempre va a depender de causas que logren obstruir la luz de este órgano dentro de las cuales tenemos las siguientes:

1. **Fecalito o apendicolito:** es un acumulo de materia fecal espesa que se produce por las dietas pobres en fibra, que se localiza en la luz apéndice y

forma capas que se van volviendo duras cuando se deposita sales de calcio, lo que provoca obstrucción, pues actúa como un cálculo, se considera que es una causa muy frecuente que ocupa el 35 a 40% de los casos, sobretodo en el grupo de personas adultas mayores. (Alvarez, Valdez, & Ramirez, 2018)

2. **Hiperplasia linfoide:** el tejido linfoide del apéndice actúa como en cualquier otra parte del organismo, esto quiere decir que al tener contacto con un patógeno se activan mecanismos de defensa que van a desencadenar un proceso inflamatorio y por lo tanto su respectivo crecimiento, esto también puede ocurrir en ciertas patologías como la enfermedad de Crohn, y ocurre sobretodo en el grupo de jóvenes, abarcando un 60% de la etiología. (Alvarez, Valdez, & Ramirez, 2018)

3. **Cuerpo extraño:** ocurre en un pequeño porcentaje de casos y se da por la ingesta de semillas de verduras o frutas, perdigones etc., que logran avanzar hasta esta porción del intestino grueso y tienen el tamaño adecuado para obstruirlo. (Aguilar & Dominguez, 2012)

4. **Microrganismos:** a pesar de ser una causa infrecuente y no muy bien estudiado el mecanismo por el cual producen apendicitis, se considera como factores etiológico a los virus como el adenovirus o citomegalovirus, las bacterias como la Salmonella, Shigella o Yersinia, y también encontramos a los parásitos, sobre todo en zonas que son endémicas de A. lumbricoides, S. stercoralis etc. (Aguilar & Dominguez, 2012)

5. **Tumor:** Se considera una de las causas más inusuales y que por lo general se descubre incidentalmente luego de realizar la apendicectomía y el respectivo estudio patológico en el que se detecta tumor de apéndice y por lo general es en el 1% de la población. (Villegas , y otros, 2015)

6. **Otros:** esta etiología es bastante rara y ocurre cuando se produce un procedimiento radiológico por otra patología en el que se ha usado como contraste el bario, el cual termina impactándose en la luz apendicular. (Jaffe & Berger, 2011)

Fisiopatología
Alrededor de la sexta semana de desarrollo embriológico la rama caudal del intestino medio primitivo va a desarrollar un ensanchamiento cecal, que constituye el primordio del ciego, el vértice de esta estructura tiene un

crecimiento lento en comparación con el resto del ciego y es quien formará el apéndice que se alargará rápidamente; después del nacimiento por el crecimiento que experimenta la pared del ciego, el apéndice termina ubicándose en su parte medial, sin embargo según el crecimiento en longitud que tenga el colon ascendente el apéndice puede tener otras ubicaciones, esto es de especial importancia en la apendicitis aguda. (Moore, Persaud, & Torchia, 2013)

El apéndice tiene forma de un tubo cilíndrico maleable, en forma de asa cerrada, que mide de 7 a 8 cm de largo y un diámetro de 4 a 8 mm en su luz, pudiendo contener normalmente 0.1 ml de líquido en su interior, está irrigado por la arteria apendicular y los linfáticos desembocan en los nódulos linfáticos ileocólicos. (Rouviére & Delmas , 2005).

No se considera que el apéndice tenga una función fisiológica importante en el cuerpo humano sin embargo al tener gran contenido linfoide en su submucosa produce inmunoglobulina A y moco lo que nos hace pensar su participación, aunque no tan relevante, en el sistema inmunológico. (Aguilar & Dominguez, 2012)

El apéndice al ser parte del intestino grueso tiene una flora bacteriana propia y semejante a la del colon, en la que predomina la presencia de E. coli y B. fragilis, y una variedad de bacterias aerobias, facultativas y anaerobias (Jaffe & Berger, 2011)

El entender todos estos aspectos del apéndice nos ayudan a explicar la fisiopatología de la apendicitis y los sucesos que ocurren cuando se produce esta patología; así poder ver que el apéndice al tener una luz tan estrecha y la forma de asa cerrada tiende a promover una obstrucción por distintas etiologías. (Maa & Kirwood, 2013)

Esta obstrucción es la causante de la cascada que se va a presentar, pues el apéndice continua su secreción normal de moco y al no tener por donde desembocar provoca que este órgano se distienda, y con ello que aumente su presión intraluminal; todo esto además es propicio para que las bacterias que normalmente se encuentran en el apéndice puedan proliferar y translocarse a su pared. (Maa & Kirwood, 2013).

El aumento de la presión intraluminal lleva a que aumente en exceso la presión venosa y provoque oclusión de los capilares y las vénulas por lo que para este momento el apéndice es irrigado por el sistema arterial, pero al no haber una circulación sanguínea normal se provoca ingurgitación y congestión vascular que ocasionan infartos de este órgano, lo que termina en una necrosis del apéndice, toda esta cascada de sucesos pueden llevar a su perforación y que se produzca un procesos infeccioso e inflamatorio, lo que hace que a la apendicitis aguda se la considere como una emergencia quirúrgica. (Jaffe & Berger, 2011)

Cuadro Clínico
Una de las causas más frecuentes por la que los pacientes acuden a los profesionales de salud es el dolor abdominal y es justo este síntoma el que se presenta inicialmente en la apendicitis aguda, es por eso la importancia de aprender a diferenciar los tipos de dolor abdominal.

En la apendicitis aguda se presenta dolor abdominal, sin causa aparente, con menos de 24 horas de evolución, el dolor es de tipo visceral, es decir es el dolor que se produce por la distención del apéndice que al estar inervado por fibras nerviosas simpáticas aferentes resultan ser muy sensibles al estiramiento y mandan su señal a los dermatomas D8- D10 y se produce la sensación de dolor, sin embargo estos dermatomas reciben las señales de todo el intestino medio, es por eso que el dolor al inicio se puede producir en epigastrio bajo o en abdomen medio e incluso de forma difusa en el abdomen y se puede llegar a confundir con otra causa de dolor abdominal. (Cuervo , 2014).

Sin embargo la característica de la mayoría de apendicitis es que este dolor luego de aproximadamente 1 a 12 horas migre hacia el cuadrante inferior derecho sobre todo hacia la fosa iliaca derecha, esto se produce por la irritación que tiene el peritoneo por el proceso inflamatorio; y además la distención súbita estimulará el peristaltismo del intestino delgado por lo que puede sumarse cólicos al dolor que ya presenta el paciente. (Jaffe & Berger, 2011).

Además de la localización debemos caracterizar esta sintomatología, pues resulta ser un dolor tipo cólico, continuo, que aumenta de intensidad, vago, sordo y difuso, que aumenta de intensidad cuando la persona está en movimiento lo que le obliga al paciente a suspender la marcha y a adoptar una posición fetal es decir en decúbito lateral y por la localización del dolor será de lado derecho, con esto se intentará sobrellevar el dolor que no cede. (Cuervo , 2014).

Debemos recordar que por las diversas posiciones anatómicas que puede tener el apéndice el dolor no siempre se encuentra en fosa iliaca derecha, si el apéndice es lo suficientemente largo incluso puede encontrarse dolor en fosa iliaca izquierda o encontrarse en otro sitio según la ubicación del apéndice, es decir que el no tener la localización normal del dolor no necesariamente descarta que el paciente tenga apendicitis aguda. (Moore, Persaud, & Torchia, 2013)

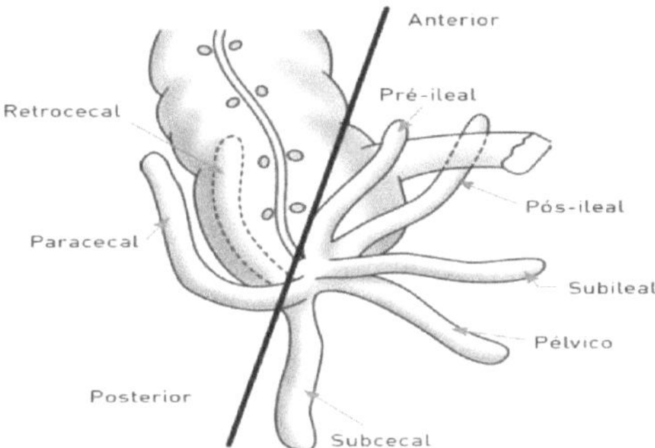

Gráfico 1: Posiciones del apéndice (Parrales)

Una vez que ha aparecido como primer síntoma el dolor, empiezan a presentarse otros síntomas acompañantes como son: anorexia, nauseas, vómito que se produce por la estimulación neural y la presencia de íleo, y puede presentarse diarrea o estreñimiento y después de alrededor de 6 horas aparecer fiebre; sin embargo el hecho de que uno de estos síntomas acompañantes no se presente no descarta esta patología. (Hernández, y otros, 2018)

Síntomas de la apendicitis aguda y la frecuencia en la que se presentan

Síntoma	Frecuencia
Dolor abdominal	99 %
Dolor o hipersensibilidad o dolor en CID	96 %
Anorexia	24% -68%
Náusea	62% - 90%
Febrícula	67% - 69%
Vómito	32 %- 75%
Migración del dolor	50 %

Tabla 1: (Aguilar & Dominguez, 2012)

Sensibilidad y especificidad de los principales hallazgos clínicos

Hallazgo clínico	Sensibilidad %	Especificidad %
Dolor en cuadrante inferior derecho	81 %	53 %
Inicio del dolor anterior a los vómitos	100 %	64 %
Anorexia	68 %	36 %
Ausencia de dolor previo	81 %	41 %
Migración del dolor	69 %	84 %
Náuseas y vómitos	74 %	36 %

Tabla 2: (Garro, Rojas, & Thuel, 2019)

Diagnóstico

El diagnóstico se establece mediante la anamnesis, examen físico, pruebas de laboratorio y exámenes de imagen.

a)Anamnesis

Para tener la sospecha diagnóstica de un cuadro de apendicitis aguda, se necesita realizar una correcta anamnesis del paciente, ya que la clínica que manifieste será la base para establecer el diagnóstico; dentro de los datos importantes a investigar debemos preguntar por la edad del paciente, todas las características de su dolor abdominal y sus síntomas acompañantes como ya se definió en el cuadro clínico, y además el consumo de medicamentos analgésicos que pueden esconder esta patología. (Nogales, 2017)

Es importante la anamnesis ya que se ha visto que en el 68% de personas presentan anorexia, además es importante valorar que síntoma fue el primero en aparecer ya que si los vómitos surgen antes del dolor abdominal se disminuye la posibilidad de que se trate de un cuadro de apendicitis, sin embargo en el 18% de casos se puede modificar la función intestinal incluso antes del dolor, por lo que es importante tomar en cuenta a la hora de sospechar de esta patología. (Aguilar & Dominguez, 2012)

b)Exploración Física

Antes de empezar la exploración física, cuando el paciente llega lo primero que se debe realizar es la toma de signos vitales, los cuales suelen estar en valores normales sobre todo al inicio del cuadro clínico y cambian cuando la apendicitis presente alguna de sus complicaciones, en donde el paciente puede presentar temperatura mayor de 38 oC, taquicardia y en raras ocasiones taquipnea. (Hernández, y otros, 2018)

En la inspección se observa la facie muy álgica del paciente, la incomodidad a la deambulación y la inclinación del cuerpo al lado derecho cuando ingresa a la consulta y la necesidad de colocarse en decúbito supino y de preferencia no moverse. La palpación abdominal es dolorosa, se debe buscar puntos dolorosos, signos de apendicitis y maniobras. La auscultación no es de utilidad. (Aguilar & Dominguez, 2012)

Puntos dolorosos

1. - Punto de Lanz: punto situado en la unión del tercio derecho con el tercio medio de una línea que une ambas espinas iliacas anterosuperiores.

2.- Punto de McBurney: punto situado del tercio externo de la espina iliaca anterosuperior derecha, en una línea que une a esta con el ombligo.

3.- Punto de Morris: punto situado a unos 4 centímetros por debajo del ombligo, en una línea que va de este a la espina iliaca anterosuperior derecha.

4- **Punto de Lecene:** Punto doloroso aproximadamente 2 cm más arriba y por afuera de la espina iliaca anterosuperior, se asocia con ubicación retrocecal del apéndice. (Rebollar, García , & Trejo, 2009)

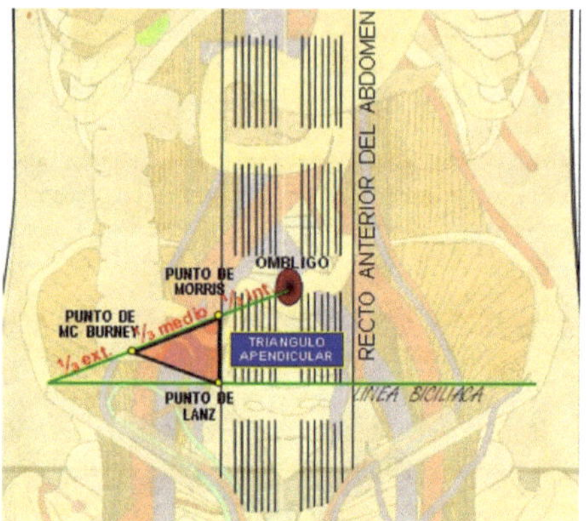

Gráfico 2: Puntos dolorosos en apendicitis (Pediatroblasto, 2012)

Es importante buscar signos clínicos que sugieran apendicitis, en esta patología encontramos 40 signos que se presentan en la apendicitis aguda, sin embargo se explicara los más comunes de encontrar en los pacientes, a continuación:

1. **Signo de Aarón:** Sensación de dolor en el epigastrio o en la región precordial por la presión en el punto de McBurney.

2. **Signo de Bloomberg:** Dolor provocado al descomprimir bruscamente la fosa iliaca derecha.

3. **Signo de Britar:** La palpación del cuadrante inferior derecho del abdomen produce la retracción del testículo del mismo lado (en las apendicitis gangrenosas).

4.**Signo de Chase:** Dolor en la región cecal provocado por el paso rápido y profundo de la mano, de izquierda a derecha, a lo largo del colon transverso, a la vez que se oprime el colon descendente.

5.**Signo de Cope (del obturador):** Dolor provocado en el hipogastrio al flexionar el muslo derecho y rotar la cadera hacia adentro.

6.**Signo de Cope (del psoas):** Aumento del dolor en fosa iliaca derecha al realizar la flexión activa de la cadera derecha.

7.**Signo de Chutro:** Desviación del ombligo hacia la derecha de la línea media.

8.**Signo de Dunphy:** Incremento del dolor en la FID con la tos.

9.**Guenneau de Mussy:** Dolor agudo, difuso, a la descompresión brusca del abdomen (es signo de peritonitis generalizada)

10.**Signo de Horn:** Dolor en fosa iliaca derecha por la tracción suave del testículo derecho.

11.**Signo de Rovsing:** La presión en el lado izquierdo sobre un punto correspondiente al de McBurney en el lado derecho, despierta dolor en este lado

12.**Signo de Sumner:** Aumento de la tensión de los músculos abdominales percibido por la palpación superficial de la fosa iliaca derecha.

13. **Signo de Lambias:** Al saltar el dolor aumenta de intensidad en FID. (Rebollar, García , & Trejo, 2009)

Además para establecer el diagnostico debemos reconocer 2 triadas que manifiestan la presencia de apendicitis aguda y son: la cronología de Murphy en donde se destaca el orden en el que debe aparece la sintomatología y en caso de no hacerlo dudar del diagnóstico, el orden es primero dolor inicial en epigastrio o mesogastrio que luego se irradia a fosa ilíaca derecha; anorexia, náuseas o vómitos, fiebre y leucocitosis. (Rebollar, García , & Trejo, 2009). Y la triada de Dieulafoy que se caracteriza por que el paciente presenta hipersensibilidad cutánea en FID, defensa muscular en FID y dolor en FID. (Young, 2014)

Además se utilizan escalas de valoración clínica, entre las más usadas tenemos la escala de Alvarado modificada y la escala de RIPASA, que al ser fáciles de usar se pueden aplicar para la valoración, en un estudio realizado no se demostró diferencia estadísticamente significativa al momento de proporcionar un diagnóstico. (Diaz, y otros, 2017).

Escala de Alvarado modificada

Síntomas	Valor
Migración del dolor a FID	1
Anorexia	1
Náuseas o vómito	1
Signos	
Dolor en cuadrante inferior derecho	2
Signo de Blumberg (rebote)	1
Fiebre	1
Estudios de laboratorio	
Leucocitos > 10,000/mm3	2
Neutrofilia > 70%	1
Total de puntuación	10

Tabla 3: Escala de Alvarado modificada (Diaz, y otros, 2017)

Interpretación: a) Riesgo bajo (0-4 puntos, probabilidad de apendicitis 7.7%), b) Riesgo intermedio (5-7 puntos, probabilidad de apendicitis 57.6%), c) Riesgo alto (8-10 puntos, probabilidad de apendicitis 90.6%) (Diaz, y otros, 2017)

Escala de RIPASA	
	Puntuación
Hombre	1
Mujer	0.5
< 39.9 años	1
> 40 años	0.5
Extranjero	1
Síntomas	
Dolor en fosa iliaca derecha	0.5
Náuseas/ vómitos	1
Dolor migratorio	0.5
Anorexia	1
Síntomas < 48 h	1
Síntomas > 48 h	0.5
Signos	
Hipersensibilidad en FID	1
Resistencia muscular voluntaria	2
Rebote	1
Rovsing	2
Fiebre >37 ºC < 39 ºC	1
Estudios de laboratorio	
Leucocitosis	1
Examen general de orina negativo	1
Puntuación	16

Tabla 4: Escala de RIPASA (Diaz, y otros, 2017)

Interpretación: a) < 5 puntos (improbable, observación del paciente), b) 5-7 puntos (baja probabilidad, observación en urgencias, realizar ultrasonido abdominal), c) 7.5-11.5 puntos (alta probabilidad, valoración por cirujano y preparar para apendicectomía), d) > 12 puntos (diagnóstico de apendicitis, apendicectomía). (Diaz, y otros, 2017)

Exámenes de laboratorio

Estos no determinan el diagnóstico de la apendicitis, sin embargo sirven de apoyo a la clínica y el examen físico que se encontró en el paciente, lo que podemos encontrar en la biometría hemática es una leucocitosis entre 10.000 y 30.000/mm3, con neutrofilia y linfopenia, química sanguínea normal, perfil hepático normal, electrolitos normales, EMO normal, PRC y eritrosedimentación pueden estar aumentadas. (Cuervo , 2014)

Exámenes de imagen

Las pruebas de imagen resultan muy útiles para confirmar que el paciente presenta apendicitis aguda cuando el diagnóstico clínico no se encuentra claro y se puede realizar los siguientes exámenes:

a)**Radiografía:** Se demostró que el valor predictivo negativo de una Rx de abdomen es de un 51% y su especificidad y sensibilidad son de 30% y 88% respectivamente, concluyendo que no es utilidad para confirmar el diagnóstico de apendicitis. (Garro, Rojas, & Thuel, 2019)

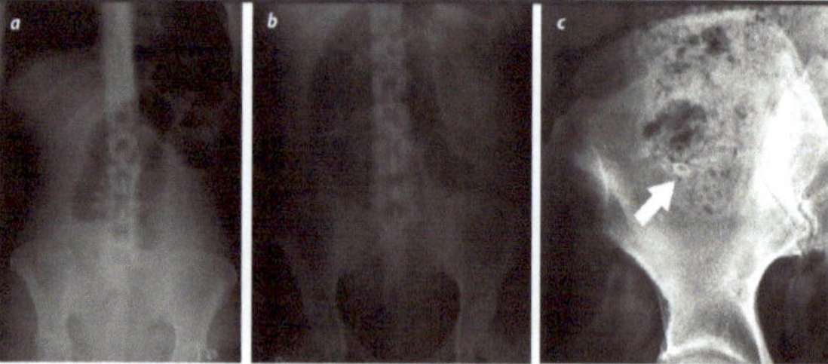

Grafico 3: Hallazgos radiológicos de apendicitis aguda (Arevalo, Moreno, & Ulloa , 2014)

b)**Ecografía:** presenta una sensibilidad de 71%-94% y una especificidad de 81%-98% para confirmar apendicitis aguda. (Garro, Rojas, & Thuel, 2019)

Los signos ecográficos que se observan son: Imagen en Diana, diámetro transverso mayor a 6 mm, apéndice no compresible, cambios inflamatorios de la grasa circundante, aumento de la vascularización visualizada en el Doppler color, apendicolitos, signos de perforación. (De la Torre, y otros, 2018)

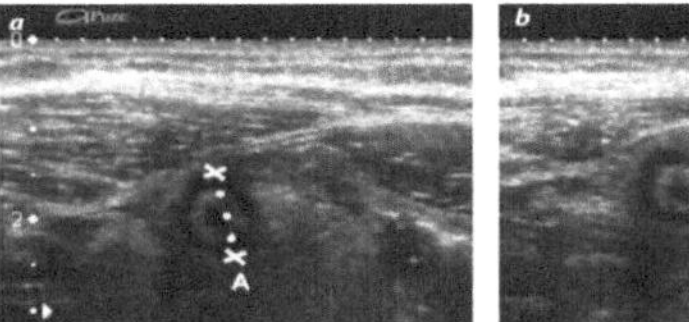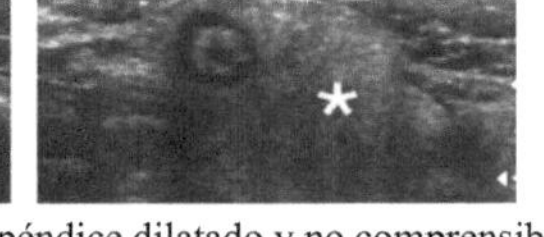

Gráfico 4: Apendicitis aguda, apéndice dilatado y no comprensible
(Arevalo, Moreno, & Ulloa , 2014)

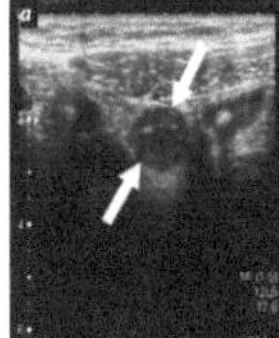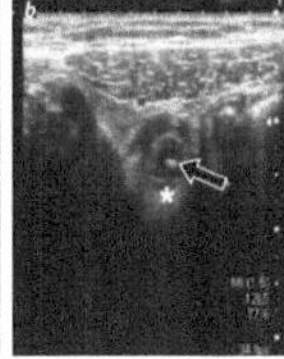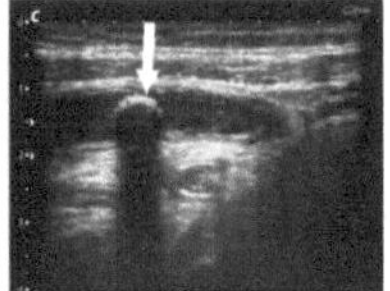

Gráfico 5: Apendicitis aguda, signo de diana y presencia de apendicolito
(Arevalo, Moreno, & Ulloa , 2014)

c)**Tomografía:** Presenta una sensibilidad del 92.3%, lo que la convierte en mejor herramienta diagnostica que la ecografía. (Garro, Rojas, & Thuel, 2019)

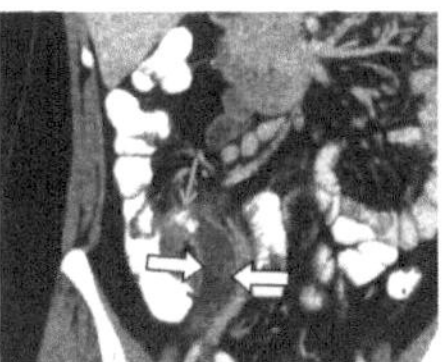

Gráfico 6: Apendicitis aguda, apéndice distendido en TAC (Arevalo, Moreno, & Ulloa , 2014)

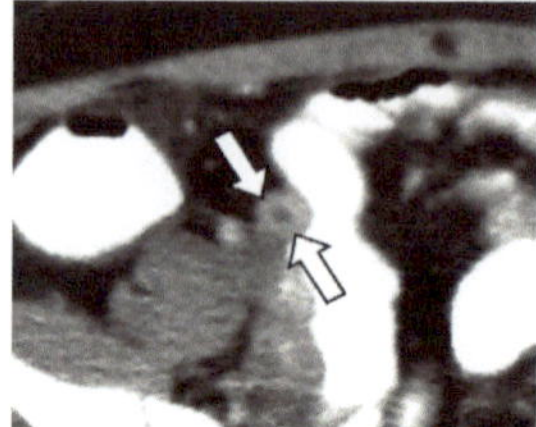

Grafico 7: Apendicitis aguda, signo de diana en TAC (Arevalo, Moreno, & Ulloa , 2014)

Tratamiento

El tratamiento para la apendicitis es la resolución quirúrgica por medio de la apendicectomía que puede ser por medio de laparotomía o laparoscopía, misma que se realizará en un segundo nivel de atención, al estar en un primer nivel de atención se debe transferir a la emergencia del hospital más cercano y enviar al paciente con hidratación, ya en el hospital se encargarán de administrar antibiótico profilaxis para patógenos aerobios y anaerobios antes de la cirugía y demás consideraciones del protocolo pre quirúrgico. (Nogales, 2017)

Complicaciones

Aproximadamente luego de 24 a 48 horas, luego de que el paciente comienza con los síntomas, se pueden presentar las complicaciones de la apendicitis aguda por retraso del diagnóstico o del tratamiento, con lo cual puede evolucionar a la perforación, plastrón, peritonitis o pileflebitis. (Garro, Rojas, & Thuel, 2019)

Criterios de referencia

Ante todo paciente con presencia de cuadro clínico y examen físico que sea sospechoso y compatible con apendicitis aguda se debe referir a un hospital de segundo nivel de atención para que se realice una revaloración y su confirmación por medio de exámenes y se realice la respectiva resolución de esta patología.

1.Aguilar, P., & Dominguez, F. (4 de diciembre de 2012). Apendicitis aguda en el adulto. Revisión de la literatura. Revista Universitaria en Ciencias de la Salud, 2(3), 21-28. Obtenido de https://www.medigraphic.com/pdfs/cienciaug/cug-2012/cug123a.pdf

2.Alvarez, H., Valdez, F., & Ramirez, L. (15 de 04 de 2018). Escala de Alvarado como método de diagnóstico en apendicitis aguda. Revista Científica Mundo de la Investigación y el Conocimiento, 2(2), 497-594. doi:10.26820/recimundo/2.(2).2018.496-524

3.Bastidas, J., & Herrera, M. (2019). Registro Estadístico de Camas y Egresos Hospitalarios. Boletin técnico, INEC, Salud, Quito. Recuperado el 10 de febrero de 2020, de https://www.ecuadorencifras.gob.ec/documentos/web-inec/Estadisticas_Sociales/Camas_Egresos_Hospitalarios/Cam_Egre_Hos_2018/Boletin-tecnico%20ECEH.pdf

4.Cuervo , J. L. (2014). Apendicitis aguda. Rev. Hosp. Niños, 56(252), 15-31. Recuperado el 12 de febrero de 2020, de http://revistapediatria.com.ar/wp-content/uploads/2014/04/15-31-Apendicitis.pdf

5.De la Torre, J., Mo Ye, G., Magaña, F., Villa, C., Valdez, A., Ríos , A., & Ceja, C. (2018). Actualidades de apendicitis aguda en urgencias médicas. Rev Med UAS, 8(2), 88-11. Recuperado el 15 de febrero de 2020, de http://hospital.uas.edu.mx/revmeduas/pdf/v8/n2/apendicitis.pdf

6.Diaz, C., Aquino , A., Heredia , M., Navarro , F., Pineda, M., & Espinoza, I. (21 de Junio de 2017). Escala RIPASA para el diagnóstico de apendicitis aguda:comparación con la escala de Alvarado modificada. Revista de Gastroenterología de México, 112-116. Recuperado el 12 de febrero de 2020, de https://reader.elsevier.com/reader/sd/pii/S0375090618300272?token=5E57B5B2A0AF9C330B6712F3D0B4D33296BCE05734E52B6585F0B85DCD2088E8892CC87295E03777B0D22C056CDC0E4C

7.Garro, V., Rojas, S., & Thuel, M. (15 de 11 de 2019). Diagnóstico, evaluación y tratamiento de la apendicitis aguda en el servicio de emergencias. Revista Médica Sinergia, 4(12). doi:https://doi.org/10.31434/rms.v4i12.316

8.Hernández, J., De León, J. L., Martínez, M., Guzmán , J., Palomeque, A., Cruz, N., & Ramirez, H. (20 de 12 de 2018). Apendicitis aguda: revisión de la literatura. Cirujano general, 41(1), 33-38. Recuperado el 12 de febrero de 2020, de https://www.medigraphic.com/pdfs/cirgen/cg-2019/cg191f.pdf

9.Jaffe, B., & Berger, D. (2011). Apéndice. En F. C. Brunicardi, D. Andersen, J. Hunter, T. Billiar, J. Matthews, D. Dunn, R. Pollock, & N. García (Ed.), Schwartz Principios de Cirugía (9 ed., págs. 1073- 1089). DF, México: MC Graw Hill Educación. Recuperado el 11 de febrero de 2020

10.Maa, J., & Kirwood, K. (2013). El apéndice. En C. Townsend, R. D. Beauchampo, B. M. Evers, & K. Mattox, Sabinston tratado de cirugía fundamentos biológicos de la práctica quirúrgica moderna (19 ed., págs. 1279-1293). Barcelona, España: Elsevier. Recuperado el 11 de febrero de 2020

11.Moore, K., Persaud, T., & Torchia, M. (2013). *Sistema alimentario. En K. Moore, T. Persaud, & M. Torchia, Embriologia clínica (S. Madero, Trad., 9 ed., Vol. 1, págs. 227-230). Barcelona, España: Elsevier. Recuperado el 10 de febrero de 2020, de https://www.academia.edu/37345276/ Embriologia_clinica_moore_persaud_9ed_medilibros*

12.Nogales, J. (2017). *Apendicitis aguda. Criterios de atención médica. Revista de la Asociación Médica Argentina, 130(4), 20-24. Recuperado el 15 de Febrero de 2020, de https://pesquisa.bvsalud.org/portal/resource/pt/biblio-973087*

13.Parrales, H. (s.f.). *Crerebro Médico. Obtenido de https://cerebromedico.com/ cirugia/apendicitis-aguda#Fases_de_la_Apendicitis_Aguda*

14.Rebollar, R., García , J., & Trejo, R. (2009). *Apendicitis aguda: Revisión de la literatura . Rev Hosp Jua Mex, 76(4), 210- 216. Recuperado el 17 de Febrero de 2020, de https://www.medigraphic.com/pdfs/juarez/ju-2009/ju094g.pdf*

15.Rouviére, H., & Delmas , A. (2005). *Intestino grueso. En H. Rouviére, & A. Delmas, Anatomía humana descriptiva, topográfica y funcional (11 ed., Vol. II, págs. 436-439). Barcelona, España: Masson. Recuperado el 11 de febrero de 2020*

16.Villegas , E., González , M., Lemus, R., López, A., Faes, R., Diaz, A., . . . Correa, J. (28 de febrero de 2015). *Tumores apendiculares como causa de apendicitis aguda. Experiencia de 10 años en un hospital privado. Rev Invest Med Sur Mex, 22(2), 76-81. Recuperado el 12 de febrero de 2020, de https:// www.medigraphic.com/pdfs/medsur/ms-2015/ms152e.pdf*

17.Young, P. (2014). *La apendicitis y su historia. Revista medica de Chile, 142(5), 667-672. Recuperado el 15 de Febrero de 2020, de https://www.researchgate.net/ publication/265132876_La_apendicitis_y_su_historia*

CAPÍTULO 6

Paúl Andrés Guijarro Basantes
Mordeduras de serpientes

Introducción

Los accidentes ofídicos desde tiempos inmemorables se han presentado en todos los continentes, siendo gran causa de morbilidad y mortalidad con varios mitos sobre su tratamiento, lo que más nos ayuda a dar una atención adecuada es el identificar la especie de serpiente más la clínica del paciente, en el Ecuador principalmente poseemos varios tipos de especies, pero nos centraremos en dos que son las que causan más de estos accidentes.

Etiología

En Ecuador existen aproximadamente 230 especies, de las cuales 35 son venenosas residiendo en alturas menores 2500 metros sobre el nivel del mar, en zonas con clima cálido tropical de las cuales dos familias son las más estudiadas por su veneno: La Elapidae (Corales, Serpientes marinas) con 18 especies y La Viperidae (Viboras) con 17 especies. (Bahamonde D, 2017)

De la familia Viperideae el género más importante es el Bothrops (B. asper en occidente y B. atrox en oriente) conocida tradicionalmente como equis siendo la mayor responsable de los accidentes ofídicos en un 80%, de ahí otras representativas serian hoja podrida, lorito machacui, shinshin, huascama, yamunga (Bahamonde D, 2017)

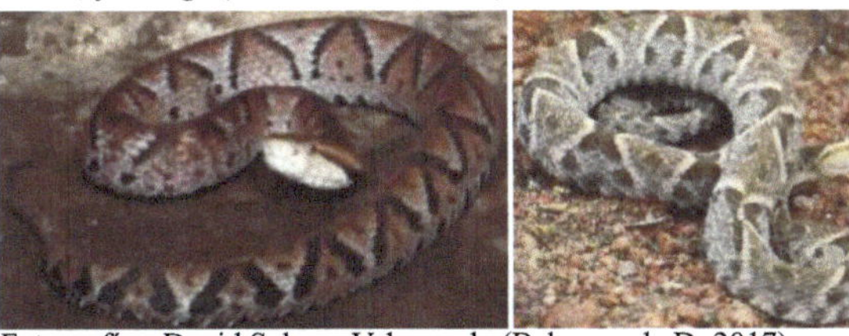

Fotografías: David Salazar Valenzuela (Bahamonde D, 2017)

De la familia Elapidae se representan las especies (Micrurus e Hydrophis) de la especie micrurus la más representativa es la coral que responde al 1% de los accidentes ofídicos en el país (Bahamonde D, 2017)

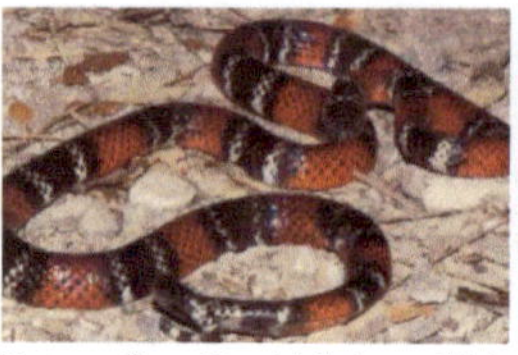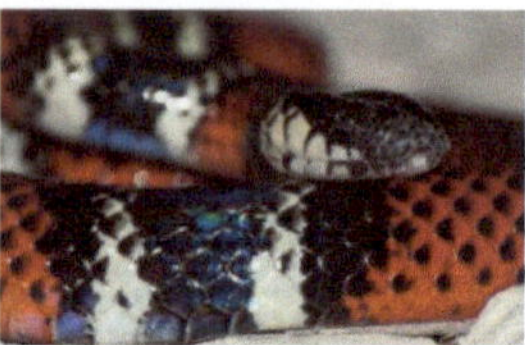

Fotografías: David Salazar Valenzuela (Bahamonde D, 2017)

Cabe recalcar que la gravedad del accidente ofídico depende de muchas variables entre las más importantes: Genero ofídico, talla y edad de la serpiente, lugar de la mordedura, cantidad de veneno inoculado, edad de la víctima, contaminación microbiana por la mordedura serpiente, rapidez y efectividad de tratamiento adecuado (Sanchez J, 2019) Siendo los lugares más comunes del cuerpo para el accidente en pies y tobillos 72%, muslos 14%, manos 13%, cabeza 1%. (CENETEC, 2015)

Región	Familia	Especie	Nombres comunes
Occidente del Ecuador	Viperidae	*Bothriechis schlegelii*	Lorito papagayo
	Viperidae	*Bothrops asper*	Equis
	Viperidae	*Lachesis acrochorda* (Esmeraldas y Norte de Manabí)	Verrugosa
	Viperidae	*Porthidium nasutum*	Veinticuatro Cabeza de candado
	Elapidae	*Micrurus mipartitus decussatus*	Coral
Oriente del Ecuador	Viperidae	*Bothriopsis bilineata smaragdina*	Lorito machacui, Orito machacui, Lora
	Viperidae	*Bothriopsis taeniata*	Shishin
	Viperidae	*Bothrocophias hyoprora*	Cabeza de candado
	Viperidae	*Bothrocophias microphthaimus*	Hoja podrida, Macanchilla
	Viperidae	*Bothrops atrox*	Equis, Pitalala
	Viperidae	*Lachesis muta*	Verrugosa, Yamunga
	Elapidae	*Micrurus helleri*	Coral

Tabla especies asociadas a envenenamiento Adaptada de: (Bahamonde D, 2017)

Epidemiologia

Según la OMS en el mundo no se conoce exactamente el número de casos, pero se calcula que afectan a unos 5.4 millones de personas al año, de las cuales 2.7 millones son accidentes ofídicos por serpientes venenosas causando entre 81000 y 138000 muertes al año y el triple de amputaciones o discapacidades permanentes, la mayoría de casos se da en África, Asia y América Latina produciéndose en niños y trabajadores rurales de comunidades pobres muy alejadas de un sitio de atención medica de primer nivel (Sharma SK, 2019)

En Ecuador el número de accidentes ofídicos en el 2015 y 2016 fue de 1.845 y 1.716 respectivamente. En el 2017 hasta la semana epidemiológica 15 se han registrado 435 casos notificados siendo mayormente en Manabí, Morona Santiago, Guayas y Los Ríos mayor frecuencia en el país (Bahamonde D, 2017)

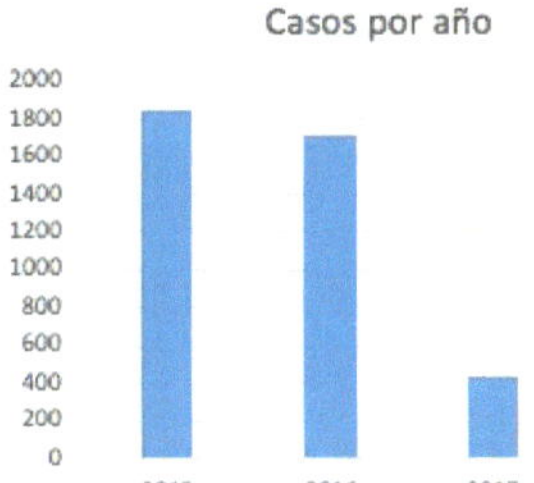

Tabla Adaptada de: (Bahamonde D, 2017)

Los grupos etareos con mayor riesgo están entre 15 a 44 años, predominante el género masculino 64 %, las actividades más afectadas son: trabajo de campo 44%, estudiantes 22%, labores del hogar 17%, obreros 2%. (CENETEC, 2015)

Los accidentes ofidicos por la familia Elapidae (micrurus coral "coral") son menores en relación a los vipéridos (bothrops "equis") debido a que estas últimas viven cerca de los seres humanos por su principal alimento roedores, son muy territoriales agresivas al contacto en cambio las otras huyen al tener contacto con el ser humano y viven en zonas muy aisladas en las riveras de los ríos. El Centro de Información y Asesoramiento Toxicológico (CIATOX) ha registrado casos aislados en territorio específicamente en la región oriental clasificando por gravedad.

Clasificación de la mordedura	2015		2016		2017	
Grave	191	10,4%	204	11,9%	73	16,8%
Modera	692	37,5%	542	31,6%	151	34,7%
Leve	962	52,1%	970	56,5%	211	48,5%

Tabla Adaptada de: (Bahamonde D, 2017)

Fisiopatología

Al ser estos accidentes más comunes por dos tipos de especies las estudiaremos por separado comenzando por el más común que son las Bothropico y luego el Elapidico. a) Accidente Bothropico se caracteriza por que el veneno al entrar libera citotoxinas. activando en proceso inflamatorio comenzando signos locales dando dolor intenso en el sitio de la lesión, hiperestesia cutánea y edema que se presenta en 5 minutos. (Sanchez J, 2019)

La liberación de histamina se da por una sustancia llamada foslipasa A2 que se encuentra en el veneno de la serpiente aparte este tiene péptidos vasoactivos que crean vasoconstricción, metaloproteinasas que provoca aumento permeabilidad capilar, dermonecrosis, mionecrosis, fibrinolisis, liberación factor tumoral alfa creando mayor muerte celular y miotoxinas que provocan muerte de células musculares esto se demora hasta 1 hora (Bahamonde D, 2017)

El edema progresa más lento menos tardando en llegar su tope máximo entre 8 y 36 horas, acompañándose equimosis y aparición de ampollas en el área afectada ocasionando a veces un síndrome compartimental. Entre los síntomas generales que se pueden dar están vértigo, nausea, vomito, debilidad, sudoración, dificultad para hablar, hemorragias múltiples, choque y muerte, al coexistir con necrosis tisular se acompaña de infecciones piógenas y perdida de miembros (Sanchez J, 2019)

Las hemorragias se crean por que el veneno contiene enzimas coagulantes y procoagulantes como serina proteinasas que activan los factores X y II alterando la coagulación, además de reducir las plaquetas por la unión con factor Von Willebrand mediante asperetina componente del veneno creando así un cuadro de trombocitopenia trombotica, aparte metaloproteasas provocan daño microvascular dando sangrado en conjuntivas, daño renal, hemorragias, sumando todo lo anterior se terminaría en shock hipovolémico (Bahamonde D, 2017)

b)Accidente Elapidae debido a que el veneno está constituido por neurotoxinas, no presentan signos inflamatorios y el dolor se radica en el sitio de la mordedura, dando los signos después de unas horas dando una sensación de falsa seguridad siendo los principales signos la ansiedad, salivación. ptosis. letargia convulsiones, parálisis de los nervios craneales y respiratorio terminando en muerte. (Sanchez J, 2019)

La neurotoxicidad se centra en el bloqueo de la unión neuromuscular atacando la unión pre-sináptica y post- sináptica con la interferencia de α-neurotoxinas en el receptor de acetilcolina en la placa motora de la fibra neuromuscular además de bloquear receptores nicotínicos colinérgicos, el veneno ataca principalmente la acción post-sináptica dando afectaciones como la parálisis flácida. también se podrían dar efectos miotóxicos mediante la fosfolipasa A2 pero este no es tan importante como la neurotoxicidad. (Bahamonde D, 2017)

Cuadro Clínico
Al leer la fisiopatología podemos darnos cuenta que su clínica va resultar distinta en estas dos especies volveremos a estudiar primero Bothropico y luego el Elapidico, otra cosa en tomar en cuenta es que no todos los accidentes son por serpientes venenosas recordemos en Ecuador hay 230 especies por lo que vamos a diferenciar a estas. a) Accidente Bothropico la clínica depende del tiempo transcurrido y sitio de la mordedura mientras sea más cerca del tórax o cabeza serán de mayor complejidad, las manifestaciones locales son: Hemorragia activa en el sitio de mordedura, Intenso dolor, edema, equimosis, hematoma, flictenas, Necrosis, síndrome compartimental y las manifestaciones sistémicas son: Prolongación de

tiempos de coagulación, rabdomiólisis, hemorragias sistémicas, insuficiencia renal aguda, inestabilidad hemodinámica.

Parámetros	Serpiente no venenosa	leve	Moderado	Grave
Aspecto de la lesión	Edema local. Eritema leve.	Edema de un segmento del miembro afectado. Diámetro del área afectada comparada con el otro miembro < 4 cm. Escaso o nulo sangrado.	Edema de 2 o 3 segmentos del miembro afectado. Diámetro del área afectada comparada con el otro miembro > 4 cm. Equimosis. Escasos flictenas. Sangrado local.	Mordedura en Cabeza o Cuello. Edema en más de 3 segmentos del miembro afectado (hasta tronco o pelvis). Síndrome compartimental. Areas de necrosis o flictenas.
Dolor	Leve	Leve	Moderado	Intenso
Prueba del coagulo	Coagula	Coagula	No coagula	No coagula
Manifestaciones sistémicas	Ninguna	Ninguna	Sangrado Mucosas sin alteración hemodinámica	Hemorragia grave. Shock. Coagulación intravascular diseminada. Falla renal. Falla multiorganica

Clasificación accidente Viperidae según gravedad Adaptada de: (Bahamonde D, 2017)

Mordedura por serpiente no venenosa

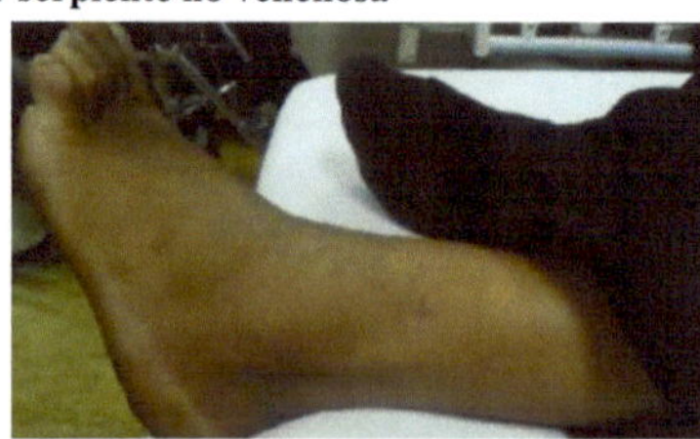

Fotografia: Md.Miguel Delgado (Bahamonde D, 2017)

Mordedura por serpiente venenosa

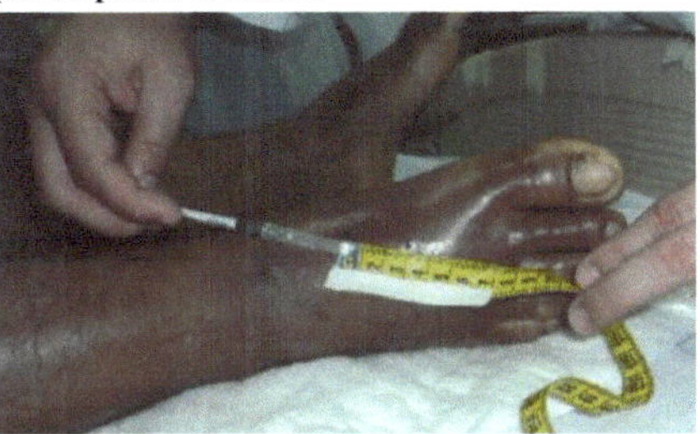

Fotografía: Md.Miguel Delgado (Bahamonde D, 2017)

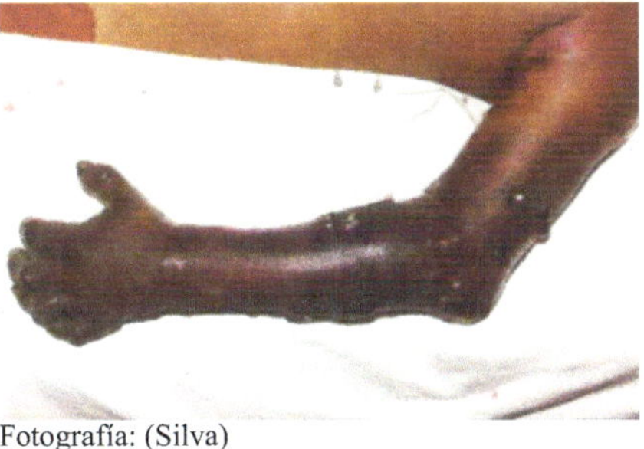

Fotografía: (Silva)

b)   Accidente Elapidae la clínica se presenta de manera gradual desde la mordedura manteniendo una evolución constante hacia las complicaciones más graves, esta depende de factores como edad, sitio de la mordedura y tamaño de la serpiente, sin un tratamiento adecuado se presenta la muerte, las manifestaciones locales edema leve o moderado con o sin flictenas, parestesia localizada, dolor de intensidad variable y las manifestaciones sistémicas son variables dentro de las primeras 24 horas como bradicardia, hipotensión, disnea, desequilibrio, alteración del estado de conciencia.

El cuadro neurológico siendo el característico se presenta entre las 2 y 15 horas posteriores de la exposición a la mordedura se caracteriza por ptosis palpebral bilateral (facies neurotóxica), alteración en la articulación del lenguaje, trismus, sialorrea, dificultad a la deglución, visión borrosa, diplopía por oftalmoplejía , debilidad muscular, cuadriplejía flácida, insuficiencia respiratoria. (Bahamonde D, 2017)

Síntomas	Signos y Síntomas
Iniciales	Dolor y edema locales mínimos, parestesias locales y leve sangrado por entrada de colmillos.
Medios	30 min a 2 horas y hasta 15 horas se presenta astenia, adinamia, ptosis palpebral, oftalmoplejia, visión borrosa, diplopía dificultad respiratoria, parestesias
Terminales	Trastornos del equilibrio, disfagia, sialorrea, disnea, insuficiencia respiratoria, paro cardiaco, coma, parálisis flácida, ausencia de reflejos

Sintomatología por tiempo por accidente Elapidae: (CENETEC, 2015)

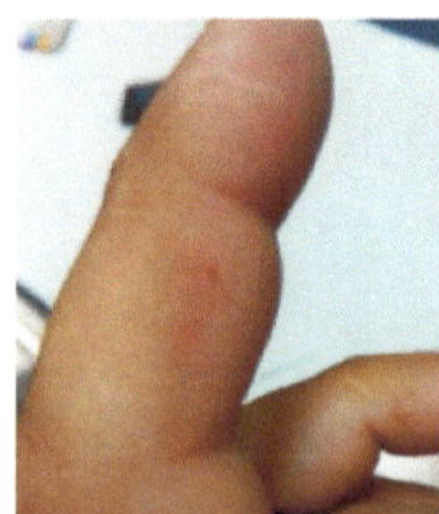
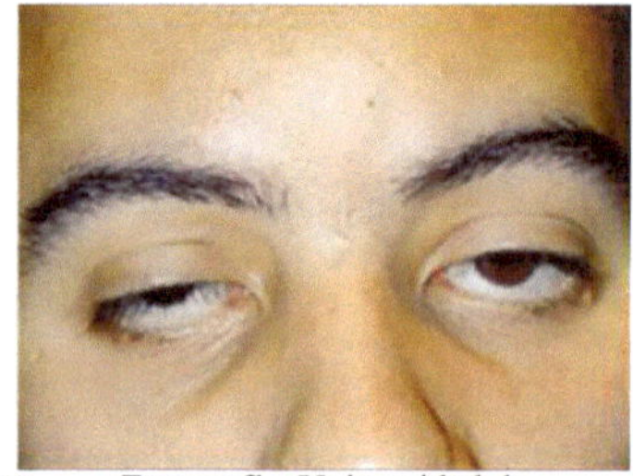

Fotografía: (Juanena C, 2018)   Fotografía: Universidad de Sabana (Lisnovsky, s.f.)

Diagnostico

En muchos casos la misma población conoce el género de serpiente, pero siempre hay que tener cuidado de esto ya que se podría dar un error y pasar efectos menores desapercibidos en el paciente por lo cual hay que tener en cuenta la localización donde fue el accidente, la clínica del paciente para lograr un diagnóstico diferencial tomar siempre en cuenta estos síntomas aparición repentina de parálisis, coagulopatías, miólisis, insuficiencia renal colapso, convulsiones, síncope, hemorragias por lo que se debe dar manejo expectante. (Julian White, 2019)

En caso de envenenamiento por bothrops podría ayudar en el primer nivel, realizar la prueba del coágulo que consiste en extraer 5 ml de sangre de la extremidad no afectada y colocar en tubo tapa roja sin gel (no agitar el tubo) y esperar 20 minutos, si hay formación de coágulo esta es negativa repitiéndola a las 12 horas, pero si No hay formación de coágulo esta es positiva dando inicio al suero antiofídico. (Bahamonde D, 2017)

En manejo ya hospitalario se podría complementar el gabinete con biometría hemática, examen de orina, química sanguínea, tiempos de coagulación, perfil renal, fibrinógeno y cultivo de la lesión por el riesgo de infecciones agregadas como clostridium tetani (CENETEC, 2015)

Tratamiento
Un tema muy importante son los primeros auxilios siendo estos dirigidos a disminuir la propagación del veneno y priorizar el transporte del paciente hacia un centro de salud tomando en cuenta los siguientes principios. Trasladar al paciente fuera del sitio de peligro intentando tranquilizarlo evitando que se mueva, si se puede tratar de identificar o tomar una foto al espécimen si es seguro sino no ir a buscarlo, no ir a matarlo ya que se podría crear otro accidente ofídico además que se perdería tiempo vital para el paciente. (Julian White, 2019)

Retirar joyas, relojes, ropa de la extremidad afectada y que puedan dificultar la circulación recordando que edema suele ser muy extenso, inmovilizar el miembro lesionado en posición neutra, hay evidencia limitada sobre la altura del miembro lesionada en relación al corazón, pero se recomienda mantenerlo por debajo del nivel del corazón para disminuir la absorción del veneno linfático "semifowler". (Julian White, 2019)

Evitar realizar torniquetes, hielo local, electricidad, uso de hidrocarburos, calor local, cortaduras, succión del veneno ya que podría ayudar a la contaminación de la herida. (Bahamonde D, 2017)

Lo recomendable es la inmovilización al realizar una férula con un objeto rígido (Pedazo de madera o rama de árbol, periódico, cartón o un armazón de mochila) y aplicar en la extremidad afectada de la siguiente manera:

- En miembro inferior colocar férula por detrás del miembro de manera que evite la flexión luego inmovilizar el tobillo y la rodilla mediante vendaje en 8.
- En miembro superior colocar la férula desde el brazo hasta el codo y aplicar un cabestrillo

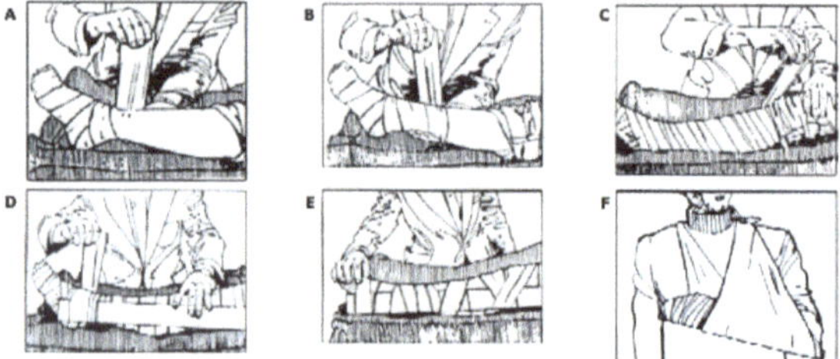

Imagen de inmovilización por presión adaptada de (Julian White, 2019)

Terminando esto comenzar el transporte del paciente hacia el centro médico más cercano lo más rápido posible no permitir que camine ya que la contracción muscular local puede acelerar la irrigación del veneno, evitar el consumo de alcohol o de cualquier sustancia que pudiera alterar la evaluación clínica del paciente. (Julian White, 2019)

No retirar el vendaje hasta llegar a centro médico la única excepción es si el vendaje dificulta la circulación (pulsos distales disminuyen o no son palpables) esto puede ocurrir si el vendaje esta con demasiada presión aplicando incorrectamente o el edema aumentado la tensión del vendaje en este caso debe aflojarse cuidadosamente para permitir la circulación distal pero no quitar ya que evita la absorción del veneno. (Julian White, 2019)

Llegando al centro de salud el manejo inicial consta monitoreo continuo de signos vitales, suspender la vía oral, mantener una buena oxigenación mayor a 90%, evaluar estado hemodinámico, extraer 5 ml de sangre de la extremidad no afectada recordar "prueba del torniquete" evaluar a los 20 minutos si es positiva iniciar suero antiofídico. Canalizar una vía para la administración del suero antiofídico (SAO) y otra para cristaloides (Solución Salina al 0,9% o Lactato de Ringer), se puede preparar otra vía de acceso venoso adicional para el tratamiento de un shock anafiláctico, mediante la evaluación de clínica se clasifica la severidad del envenenamiento y se aplica el suero antiofidico. (Bahamonde D, 2017)

Dividiremos como se usa el SAO según el accidente ofídico por Vipiridae o Elapidae

a)Tratamiento según la severidad del envenenamiento por Vipiridae se inicia el tratamiento SAO-B

Serpiente no venenosa	leve	Moderado	Grave
Observación por 6 horas Repetir prueba del coágulo Si coagula y no progresa el edema, ni hay síntomas neurológicos se procede con el alta del paciente con signos de alarma como sangrados, edema o equimosis	Iniciar administración de 4 frascos de suero antiofídico **SAO-B** disueltos en 250 ml de solución salina al 0,9% en adultos y 100 ml en niños en infusión continua por 30 minutos revalorando 12 y según	Iniciar administración de 8 frascos de suero antiofídico **SAO-B** disueltos en 250 ml de solución salina al 0,9% en adultos y 100 ml en niños en infusión continua por 30 minutos	Iniciar administración de 12 frascos de suero antiofídico **SAO-B** disueltos en 250 ml de solución salina al 0,9% en adultos y 100 ml en niños en infusión continua por 30 minutos

Tabla Adaptado (Bahamonde D, 2017)

b) Tratamiento del envenenamiento por Elapidae se inicia el tratamiento SAO-C

Serpiente no venenosa	Grave	Adicional
Observación por 24 horas recordando sintomatología neurológica puede presentarse de 2 a 15 horas. Adecuada diferenciación entre venenosas y no venenosas	Iniciar administración de 10 frascos de suero antiofídico **SAO-C** disueltos en 250 ml de solución salina al 0,9% en adultos y 100 ml en niños en infusión	Atropina: en caso de bradicardia sintomática iniciar en niños: 0,02 mg/kg dosis intravenosa máximo por 3 ocasiones con intervalo de 5 minutos y en adultos 0,5 mg dosis intravenosa con intervalo de 5 minutos máximo por 6 ocasiones. Neostigmina: Este luego de la administración de atropina es recomendado en caso de bloqueo neuromuscular severo previo al uso de ventilación mecánica y

Signos de alarma de evolución neurológica	continua por 60 minutos revalorar en 4 horas en de no haber remisión de sintomatología repetir esta dosis	siempre con la aplicación del suero antiofídico específico, administrar una ampolla de 0,5 mg IV con intervalos de 30 min entre cada administración (máx 2 mg) vigilando la frecuencia cardiaca.
✓ Ptosis palpebral ✓ Disartria ✓ Desaturación de oxígeno		

Tabla Adaptado (Bahamonde D, 2017)

Nota sobre el uso del suero antiofídico en el caso de embarazo el beneficio de administrar suero antiofídico es mayor al riesgo para la paciente y debe manejarse sin variantes al tratamiento indicado, en pacientes pediátricos se debe valorar clínicamente la dosis de suero antiofídico no difiere del manejo en adultos sin embargo la dilución del mismo debe ser en 100 ml. (Bahamonde D, 2017)

Se puede provocar un tipo de reacción alérgica o anafiláctica por el suero si se presentan esta complicación se debe actuar de la siguiente manera:
• Reacción alérgica se suspende la infusión de suero antiofídico para controlar la reacción mediante la administración antihistamínico IV una vez controlada la sintomatología (reevaluar a la hora) reiniciar la administración de suero antiofídico

• Reacción anafiláctica con choque suspende la infusión de suero antiofídico se ingresa al paciente a una unidad de cuidados críticos, iniciar protocolo de reacción anafiláctica (administrando adrenalina IM (0,01 mg / kg / dosis en niños y 0,3 a 0,5 mg en adultos asociado a un corticoide), una vez estabilizado el paciente debe ser referido al hospital de mayor complejidad para manejo especializado y continuar con infusión de suero antiofídico

En caso de dolor administrar analgésicos de acción central Paracetamol: Adultos 500 mg a 1 g cada 6 horas, máximo 4 g por día y en niños 10-15 mg/kg/dosis o Tramadol: Adultos 50 a 100 mg cada 6-8 horas VO o IV, NUNCA USAR AINES, aplicar 0.5 ml IM de toxoide tetánico intramuscular siempre preguntando el estado de vacunación si es posible sino aplicar. (Bahamonde D, 2017)

No es recomendado el uso de antibióticos a excepción de tener clínica de infección en tal caso se deberá cubrir como primera opción Ceftriaxona + Clindamicina o Ceftriaxona + Metronidazol y como segunda opción ampicilina sulbactam (Bahamonde D, 2017)

Criterios de Referencia
En el primer nivel todo paciente debe ser evaluado, estabilizado, canalizado, aplicar la primera dosis de suero antiofídico según la clasificación de gravedad y dosis de antitética según el caso, es mejor referir todo ya que las complicaciones son graves con consecuencias altas de morbilidad y mortalidad sin tener los implementos necesarios para solucionar estas en este nivel.

En el segundo nivel se deben receptar pacientes acorde a su capacidad resolutiva (hospitalización, hospital del día, cirugía ambulatoria) (Bahamonde D, 2017)

En tercer nivel a todo paciente que necesite servicios de mayor complejidad con problemas necesitarían cirugía, cuidados intensivos y /o trasplantes. (Bahamonde D, 2017)

BIBLIOGRAFÍA

1.Bahamonde D, G. k. (2017). *Manejo clínico del envenenamiento por mordeduras de serpientes venenosas. Quito Ecuador.*

2.CENETEC. (2015). *Diagnostico y Tratamiento de Mordeduras de Serpientes Venosas. MEXICO: CENETEC.*

3.Juanena C, S. P. (2018). *Mordedura por víbora de coral (Micrurus altirostris): primer caso en Uruguay. Rev Méd Urug), 246-250.*

4.Julian White, A. M. (09 de 06 de 2019). *Snakebites worldwide: Clinical manifestations and diagnosis. Obtenido de Up to Date: https://www.uptodate.com/contents/snakebites-worldwide-clinical-manifestations-and-diagnosis?search=mordedura%20de%20serpientes&source=search_result&selectedTitle=2~48&usage_type=default&display_rank=2*

5.Lisnovsky. (s.f.). *Guia de prevencion y tratamiento de accidentes ofidicos. Obtenido de culturademontania: http://www.culturademontania.org.ar/Relatos/prevencion-tratamiento-serpientes-montanas.html*

6.Sanchez J, T. E. (2019). *Serpientes y otros reptiles de importancia medica. Cuidad de Mexico: Mendez.*

7.Sharma SK, M. B. (2019). *Mordeduras de Serpientes Venenosas. Ginebra: OMS.*

8.Silva, J. (1989). *Las serpientes del género Bothrops. Acta Médica Colombiana Vol 14 N°3, 148-165.*

CAPÍTULO 7

Susana Margoth López Chipantasi
Infecciones Vaginales

Vulvovaginitis Infecciosa

Es la inflamación de la mucosa vaginal, cuya causa generalmente se debe a infecciones por hongos (cándida), bacterias (Vaginosis) y protozoario por tricomonas vaginalis (Arrieta Pérez, y otros, 2014).

Etiología

Las infecciones vaginales se clasifican en:

Vaginitis: causada más comúnmente por cándida y tricomona vaginalis

Vaginosis: causada generalmente por bacterias (Arrieta Pérez, y otros, 2014).

Epidemiología

De acuerdo al INEC 207, vaginitis aguda representa la octava causa de morbilidad ambulatoria.

Clínica

Los síntomas y signos más frecuentes son: prurito, ardor, dolor, eritema, a veces edema inflamatorio de piel y mucosas y de forma constante leucorrea cuyas características, color, olor, difieren según el agente causal predominante (Domingo, 2019)

Fisiopatología

Alteraciones en la microbiota vaginal

La microbiota vaginal es el conjunto de microorganismos que habitan de forma natural sin causar daño las paredes vaginales y el fluido de sus secreciones (Domingo, 2019).

Estos microorganismos en la edad prepuberal proceden del tracto gastrointestinal y de la piel circundante. (Domingo, 2019).

A partir de la menarquia y debido al aumento de estrógenos el epitelio vaginal aumenta de grosor produciendo un exudado que contiene glucógeno y otros nutrientes, lo que facilita la colonización bacteriana, principalmente por lactobacilos (Domingo, 2019).

Entre ellos son predominantes los de Doderlein, pero también se han encontrado, Cándida Albicans, Gardenerella Vaginalis y otros, que pueden convertirse en patógenos si se modifica el pH y proliferan en exceso (Domingo, 2019).

Los bacilos de Doderlein, en cantidad de 10 millones por mililitro, son los responsables de la homeostasis microbiana de la vagina. Bloquean los receptores epiteliales a los que se adhieren los hongos y mantiene mediante la producción de ácido láctico el pH vaginal ácido que es el principal mecanismo de defensa para evitar la colonización de otros patógenos (Domingo, 2019)

Vulvovaginitis Candidiásica
Etiología
- Cándida Albicans en el 80-90% de los casos.
- Otras especies menos frecuentes son la Cándida Glabrata, Tropicalis y Krusei, representan el 10%. (Fernández & Lombardía, 2002)

Epidemiología
- Su incidencia está en aumento así como las resistencias al tratamiento habitual. Es muy frecuente. Se estima que un 75% de mujeres ha sufrido al menos un proceso y un 45% ha presentado 2 o más episodios de infección vulvovaginal.
- El pico máximo de incidencia se sitúa entre los 20 y 40 años (Cambredó, 2016)

Factores de Riesgo
- Diabetes descontrolada
- Uso de anticonceptivos orales
- Obesidad
- Empleo de recientes antibióticos
- Uso de corticosteroides
- Quimioterapia o pacientes inmunocomprometidos (Arrieta Pérez, y otros, 2014).

Clínica
Se estima que la mitad de las mujeres que presentan vaginitis candidiásica tienen sintomatología, que incluye:
- Inflamación vulvar y vaginal
- Fisuras y existencia de un exudado adherente a la mucosa, blanquecino y

amarillento, con grumos (cottage cheese).
- El pH vaginal se mantiene en 4,5.
- No siempre tiene la candidiasis el carácter de ETS, pudiendo ser una infección endógena (Perea, 2010).

La mucosa vaginal está eritematosa con leucorrea blanca grumosa fácil de desprender. Pueden coexistir lesiones en vulva y periné. En el 5% de las mujeres se cronifica como candidiasis recidivante que se define por 4 o más episodios en 1 año (Arrieta Pérez, y otros, 2014).

Diagnóstico
Se basa en un diagnóstico clínico con la elaboración de la historia clínica y examen físico que permitirá observar las características de la leucorrea. La anamnesis es importante para detectar factores de riesgo desencadenantes de la alteración de la microbiota como la toma de antibióticos, la presencia de embarazos o los antecedentes de diabetes (Perea, 2010)

Sin embargo existen métodos que ayudarán a realizar un diagnóstico certero en caso de no tener una clínica específica, cabe recalcar que los mismos no se pueden enviar a realizar en segundo nivel de atención, entre ellos se encuentran:

- **Frotis en fresco:** añadiendo solución salina a la secreción vaginal se ve directamente al microscopio hifas y esporas con una sensibilidad del 50%, si se añade una gota de KOH mejora la sensibilidad hasta un 70%.
- **Tinción Gram:** sobre el exudado vaginal se demuestra la presencia de esporas e hifas. 65% de sensibilidad.
- **Cultivo en medio de Sabouraud** solo es necesario en caso de resistencia y recurrencia o recidivas sin factores de riesgo conocidos. Es la prueba confirmatoria. (Domingo, 2019)

Tratamiento
Los tratamientos tópicos son efectivos aplicados intravaginalmente y en región vulvar. Los derivados azólicos son más efectivos que la nistatina. No existen grandes diferencias entre ellos en cuanto a eficacia y recidivas, ni tampoco entre las distintas pautas de tratamiento (Domingo, 2019).

Pautas intravaginales
- **Clotrimazol óvulos** 100 mg/noche, durante 7 noches
- **Clotrimazol óvulos** 200 mg/noche, durante 3 noches
- **Clotrimazol** al 2% crema vaginal 5 gr/noche durante 7 días (Domingo, 2019).

Tratamiento oral
- **Fluconazol** 150mg dos dosis separadas 72 horas (Perea, 2010).

Candidiasis recidivantes
- **Fluconazol** 150 mg oral monodosis y repetir en 3 días y mantener **Fluconazol** 100 mg oral a la semana durante 6 meses o
- **Itraconazol** 200 mg/12 horas oral 3 tomas y mantener Itraconazol 400 mg oral al mes durante 6 meses
- **Clotrimazol intravaginal** 500 mg/semana por 6 meses. (Domingo, 2019)
- Los azoles vía oral están contraindicados en el embarazo y lactancia. (Arrieta Pérez, y otros, 2014)

Tratamiento de las parejas
No está recomendado, pero puede ser considerado en aquellas mujeres que padecen de candidiasis vulvogaginal recidivante. Una pequeña proporción de varones pueden padecer balanitis, en este caso debe ser tratado con cualquier antifúngico hasta que desaparezcan los síntomas. (Perea, 2010) Se recomienda la visita de control solo si recurren los síntomas en los dos meses siguientes. Las formas recurrentes son las que se producen cuatro o más veces al año, y pueden estar causadas por otras especies como C. glabrata, que es resistente a los azoles (Perea, 2010).

Vaginosis Bacteriana
Es una alteración de la flora vaginal, en la que la flora bacteriana normal, constituida por bacilos grampositivos (Lactobacillus spp.), se halla sustituida por cocobacilos gramnegativos (Gardnerella vaginalis) y una flora variada que comprende diversas especies anaerobias. En su patogénesis intervienen sinérgicamente G. vaginalis y los anaerobios que producen el mal olor (Perea, 2010).

Factores de Riesgo
- Lavado vaginal (duchas vaginales)
- Raza negra
- Reciente cambio de pareja sexual
- Tabaquismo
- Uso de anticonceptivos hormonales
- Presencia de una infección de transmisión sexual (Arrieta Pérez, y otros, 2014).

Epidemiología

La prevalencia varía según el área geográfica, en Latinoamérica es del 41 al 49% (Arrieta Pérez, y otros, 2014).

Etiología

Es un síndrome polimicrobiano producto del descenso de la concentración de lactobacilos lo que genera el incremento de bacterias patógenas, principalmente anaerobias Gram negativo. Un microambiente con aumento de pH vaginal favorece la proliferación de Gardenerella vaginalis y de otras bacterias anaerobias que incluyen el Mobiluncus, Bacteroides, Mycoplasma Hominis, Mobiluncus, y Atopobium entre otras (Domingo, 2019).

Clínica

La mayoría son asintomáticas considerándose un hallazgo en las citologías vaginales. En aquellas sintomáticas, aproximadamente el 50%, cursa sin eritema, edema vulvar ni prurito. El síntoma principal es un incremento de la secreción vaginal, más acuosa de color blanquecino-grisáceo, maloliente que reviste las paredes vaginales. El olor es característico (similar al pescado) y está producido por las aminas resultantes de la digestión de los nutrientes del flujo vaginal por las bacterias anaerobias (Cambredó, 2016).

Diagnóstico

Clínico: se fundamenta en la presencia de al menos 3 de los criterios de AMSEL: Secreción vaginal característica, leucorrea de color blanco-grisáceo en cantidades variables.
- PH vaginal superior a 4,5.
- Olor a aminas (pescado) y

- Células clave o Clue-cells en el frotis.
- **Laboratorio:** El Gram y la citología. No se recomienda cultivo por su baja especificidad (Domingo, 2019).

El frotis de exudado con tinción Gram, utiliza los criterios de Hay/lson
- **Grado I (normal):** predominan los lactobacilos
- **Grado 2 (intermedio):** hay flora mixta con algunos lactobacilos presentes, pero también se observan morfotipos de Gardnerella o mobiluncus
- **Grado 3:** predominan Gardnerella o Mobiluncus, se observan pocos lactobacilos o ausencia de los mismos. (Arrieta Pérez, y otros, 2014)

Tratamiento

No hay consenso en si debe ser tratada la infección cuando es asintomática, está claro que deben tratarse todas las pacientes sintomáticas y aquellas programadas para intervenciones ginecológicas (legrado, histerectomía), y todas las embarazadas con o sin sintomatología que estén infectadas (Cambredó, 2016).

En las niñas el tratamiento de elección es el metronidazol, en dosis única o durante 7 días por vía oral o tópica EVIDENCIA GRADO C (Cirel Pujol, y otros, 2002)

- **Metronidazol:** un comprimido vaginal de 500 mgr noche durante 5 a 7 noches
- **Metronidazol:** 500 mg cada 12 horas por vía oral durante 7 días. Durante su consumo no se debe tomar alcohol. Es el tratamiento recomendado por el CDC de Atlanta y el que persiste en la mayoría de las guías de tratamiento a pesar de las desventajas del tratamiento por vía oral, como el efecto antabús y su prohibición en los tres primeros meses del embarazo y lactancia. (Domingo, 2019)

Tratamiento alternativo

- **Tinidazol:** 2 gramos cada dia por 2 días o 1 gramo oral diario por 5 días.
- **Clindamicina:** al 2% crema vaginal, 5 gr noche durante 7 noches o **Clindamicina Óvulos** de 100 mg noche durante 3 noches
- **Clindamicina oral** 300 mgr cada 12 horas, 7 días (Domingo, 2019)

Tratamiento no Farmacológico

- No utilizar ducha vaginal, geles y agentes antisépticos locales EVIDENCIA GRADO C
- Practicar una técnica adecuada de higiene vulvo – vaginal EVIDENCIA GRADO C
- Comenzar tratamiento en presencia de signos y síntomas de infección vaginal mientras se espera por la confirmación diagnóstica EVIDENCIA GRADO C
- El uso de estrógenos intravaginales durante la postmenopausia puede prevenir infecciones recurrentes EVIDENCIA GRADO C (Cambredó, 2016)

Vaginitis por Trichomonas

- Es una infección producida por un protozoario flagelado. (CENETEC)
- La infección por T. vaginalis constituye una de las ETS más frecuentes en el mundo, en la embarazada se ha asociado a parto prematuro y recién nacido de bajo peso (Arrieta Pérez, y otros, 2014)

Clínica

- Leucorrea profusa, espumosa, amarillo-verdosa y maloliente, con abundantes polimorfonucleares,
- pH alcalino
- Disuria
- Dolor pélvico bajo
- Vulvitis, vaginitis (edema, eritema, cervicitis) (Arrieta Pérez, y otros, 2014)
- En la exploración, la vagina está inflamada y el cérvix enrojecido y edematoso con aspecto de frambuesa.
- En el varón, la infección por T. vaginalis es menos frecuente. La sintomatología que produce es de uretritis y, con frecuencia, la infección es asintomática (Perea, 2010)

Diagnóstico

- El diagnóstico es clínico basándose en la historia clínica y examen físico.
- El diagnóstico por microscopia en fresco es un método específico en caso de vaginitis purulenta, pero poco sensible para detectar a las pacientes

asintomáticas. El cultivo es un método específico y sensible, superado por los métodos moleculares, especialmente por la reacción en cadena de la polimerasa (PCR). La citología, especialmente el Papanicolau, se considera un método inadecuado por su baja sensibilidad y pobre valor predictivo positivo (Cambredó, 2016)

Tratamiento
Un tratamiento eficaz es el metronidazol que, en dosis única de 2 g o dosis múltiples de 500 mg cada 12 horas durante 7 días, se ha mostrado eficaz en más del 90% de las pacientes, al igual que los nuevos compuestos tinidazol y ornidazol. Este tratamiento se recomienda también en las mujeres embarazadas, en las que no se ha mostrado teratogénico (Perea, 2010)

Complicaciones de las infecciones vaginales infecciosas
Mujer no embarazada
- Enfermedad pélvica inflamatoria
- Aumento del riesgo de otras enfermedades de transmisión sexual
- Endometritis
- Infecciones postoperatorias después de procedimientos ginecológicos (Perea, 2010)

Mujer embarazada
- Aborto
- Complicaciones obstétricas (rotura prematura de membranas, parto prematuro)
- Bajo peso al nacer del recién nacido
- Endometritis posparto, cesáreas y poslegrado (Cambredó, 2016)

Criterios de referencia del primer a segundo nivel de atención
Se recomienda el envío al segundo nivel de mujeres con vaginitis infecciosas en los siguientes casos:

- Portadoras de VIH
- Sin respuesta a tratamiento
- Mujeres con candidiasis vulvovaginal con especies diferentes de C. albicans que no responden a tratamiento (Arrieta Pérez, y otros, 2014)

Diagnóstico	Vagina normal	Vulvovagintis por Candida	Tricomoniasis	Vaginosis
Flora microbiana	Lactobacill us spp.	C. albicans y otras levaduras	T. vaginalis	Gardnerella vaginalis Micoplasmas y anaerobios
Síntomas	Ninguno	Irritación y prurito vulvar, leucorrea	Leucorrea profusa y maloliente	Leucorrea maloliente y abundante
Exudado vaginal	Claro o blanco flocular, no homogéneo	Blanco. En agregados adherentes	Amarillentos. Homogéneo, poco viscoso, a menudo espumoso	Blanco o grisáceo. Homogéneo
Inflamación del introito vulvar o vaginal	No	Eritema de epitelio vaginal, frecuente dermatitis	Eritema de epitelio vaginal, petequias en cérvix	No
PH del exudado	<4,5	<4,5	>4,5	>4,5
Olor a aminas (pescado) cuando se añade KOH (10%) al exudado vaginal	No	No	Con frecuencia	Siempre
Examen microscópico	Células epiteliales Predominio de lactobacillu s	Leucocitos, células epiteliales: levaduras, seudomicelios en el 80%	Leucocitos, trichomonas en el 80 – 90% de las sintomáticas	Células "clave". Escasos PMNS Lactobacillus Flora mixta
Tratamiento	No	Clotrimazol intravaginal 1 semana	Metronidazol 2gr vía oral en una sola dosis	Metronidazol 500mg cada 12 horas por 5 – 7 días
Actitud con parejas sexuales	Ninguna	Ninguna: si hay dermatitis del pene tratamiento tópico	Búsqueda de otras ETS. Metronidazol	Búsqueda de otras ETS

Tabla adaptada de (Perea, 2010)

BIBLIOGRAFÍA

1.Arrieta Pérez, R. T., Cabrera Martínez, L. E., Machorro Morales, J. A., Castillo Rios, B., Valádez Toscano, F. J., Trejo Solórzano, Ó., . . . Salazar Cordero, T. (11 de Diciembre de 2014). Prevenció, Diagnóstico y Tratamiento de Vaginitis Infecciosa en mujeres en edad reproductiva en el primer nivel de atención. (C. N. Salud, Ed.) CENETEC, 11 - 55. Obtenido de http://www.cenetec.salud.gob.mx/descargas/gpc/CatalogoMaestro/081_GPC_Vaginitisinfec1NA/Vaginitis_ER_CENETEC.pdf

2.Cambredó, M. V. (2016). Nuevo Abordaje en el diagnóstico y tratamiento de las infecciones vaginales. Matronas, 17(2), 48 - 50. Obtenido de https://www.federacion-matronas.org/wp-content/uploads/2018/01/especial-infecciones-vaginales.pdf

3.Cirel Pujol, M., Freijoso Santiesteban, E., Silva Herrera, L., Cutié León, E., Ortega, M., Sansó Soberats, F., . . . Lantero, M. I. (2002). Guía de práctica clínica: tratamiento de las infecciones vaginales. SDL. Obtenido de http://files.sld.cu/cdfc/files/2010/02/gpcsepsisvaginal.pdf

4.Domingo, A. (Enero - Febrero de 2019). Alteraciones vulvovaginales (bartolinitis, leucorreas, traumatismos, vaginosis e infecciones de transmisión sexual). ADOLESCERE, VII(1), 26 - 38. Obtenido de https://www.adolescenciasema.org/ficheros/REVISTA%20ADOLESCERE/vol7num1-2019/26-38%20Tema%20de%20Revision%20-%20Alteraciones%20vulvovaginales.pdf

5.Fernández, M. L., & Lombardía, J. (20 de Julio de 2002). Vulvovaginitis y cervicitis en la práctica diaria. Elsevier, 28(1), 15 - 20. Obtenido de https://www.elsevier.es/es-revista-medicina-familia-semergen-40-pdf-13025456

6.Perea, E. J. (2010). Infecciones del aparato genital femenino: vaginitis, vaginosis y cervicitis. Medicine, 19(57), 3910 - 3914. Obtenido de http://clinicainfectologica2hnc.webs.fcm.unc.edu.ar/files/2018/03/Vaginitis_vaginosis_cervicitis_Medicine.pdf

CAPÍTULO 8

Andrés Antonio Mayancela Vaca

Infección de Vías Urinarias

Definición

La infección de vías urinarias (IVU), hace referencia a la proliferación de patógenos en el tracto urinario, que causa sintomatología en el huésped y dependiendo la ubicación y colonización de los patógenos se la denomina: en la uretra (uretritis), la vejiga (cistitis), la próstata (prostatitis) o el riñón (pielonefritis), en este capítulo nos enfocaremos en las infecciones urinarias bajas, su correcto diagnóstico y su oportuno tratamiento, debido a que es una de las patologías más comunes en el primer nivel de atención. (Mensa, 2012)

Epidemiología

Las infecciones de las vías urinarias (IVU) son una causa de morbilidad muy frecuente en el medio comunitario, al menos la mitad de las mujeres atraviesan por un episodio de IVU en el transcurso de su vida, el pico de esta infección se encuentra entre los 14-24 años, lo cual corresponde a la etapa fértil y se relaciona con la actividad sexual, que predispone a infecciones recurrentes. En el sexo masculino la prevalencia de esta enfermedad es baja, sin embargo, después de los 50 años, se equilibran los datos entre ambos sexos, debido a la presencia de alteraciones de la vía urinaria. Al presentarse una primera infección de vías urinarias sintomática existe una probabilidad del del 27% de presentar una IVU recurrente en los 6 meses posteriores y un 2,7% de que ocurra una segunda recurrencia en el mismo periodo. (Zafer & Florian, 2016)

Etiología

El agente causal más común que representa la infección de vías urinarias no complicadas en la población en general es Eschericha Coli en un 80% de las ocasiones, otros uropatógenos menos comunes son Klebsiella, Proteus y Enterobacter spp., además de otros enterococos. (Nguyen, 2013)

Por la frecuencia con la que se presenta esta patología, se han creado estudios para investigar los agentes causales más comunes en la población adulta en infección de vías urinarias puesto que la mutación bacteriana representa un gran problema en el momento del tratamiento médico, debido a la resistencia que se ha creado por parte del patógeno, se presenta a continuación los resultados de un estudio sobre análisis y resistencia de los patógenos más comunes en la población colombiana. (Catrillón, y otros, 2018)

Microorganismo aislado	Número de casos	Porcentaje
Escherichia Coli	239	72,6
Klebsiella sp	36	10,9
Proteus sp	16	4,9
Pseudomona sp	11	3,3
Enterobacter sp	6	2,7
Staphylococus Saprophyticus	5	1,5
Enterococcus sp	4	1,2
Citrobacter freundii	4	1,2
Acinetobacter baumannii	2	0,6
Kluyvera sp	2	0,6
Serratia marcescens	2	0,6
Providencia rettgeri	1	0,3
Stenotrophomonas maltophilia	1	0,3
Total	**329**	**100**

Tabla 1: Patógenos más frecuentemente encontrados en 328 urocultivos de pacientes con IVU (Catrillón, y otros, 2018)

Dentro de los patógenos encontrados en los Urocultivos de pacientes con infección de vías urinarias en la población colombiana el más común fue E. Coli, en segundo lugar, se encontró a Klebsiella sp., seguido de Proteus sp. Se ha encontrado además un incremento de infección por Pseudomonas lo cual se encuentra asociado a la colocación de sonda vesical o en pacientes que han recibido profilaxis antibiótica previa. (Catrillón, y otros, 2018)

Fisiopatológica

El tracto urinario tiene la característica de no poseer microbiota lo que hace que se le considere un aparto estéril, existen varios mecanismos por los cuales las bacterias pueden ingresar a las vías genitourinarias, estas pueden ser por ascenso directo (la más común), por vía hematógena o vía linfática;

la anatomía femenina en la que la uretra es más corta y su proximidad con el recto que predispone a las mujeres a presentar una mayor cantidad de IVU que los hombres del mismo grupo etario. (Mensa, 2012)

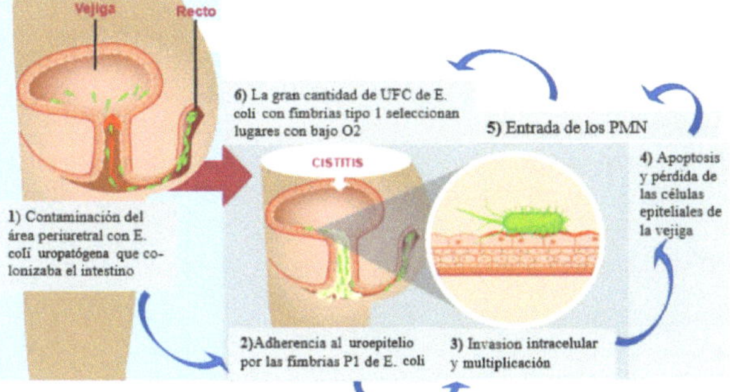

Gráfico 1: Fisiopatología de la cistitis (Gruffat, 2019)

El huésped presenta diferentes mecanismos de defensa para prevenir una infección: la velocidad del flujo miccional, el nivel de urea en la orina, el pH, la concentración de ácidos, los cuales no permiten la multiplicación bacteriana, además de factores protectores como la glucoproteína de Tamm–Horsfall, razón por la cual no todas las bacterias pueden adherirse a las vías urinarias e infectarlas. (Nguyen, 2013)

Dentro de los factores que son responsables de la infección tenemos:
• **Factores del huésped:** Hábitos higiénicos inadecuados, anomalías anatómicas, cambios en las secreciones de sustancias químicas y la producción anormal de hormonas por el epitelio, anormal flujo urinario, colocación o manipulación de dispositivos en vía urinaria, diabetes y embarazo. (Nguyen, 2013)

• **Factores de microorganismos:** La invasión de E. Coli en el epitelio uretral se produce por la presencia de fimbrias o pilis de tipo 1 sensibles a la manosa que trabajan como adhesinas, la disposición de proteínas como la hemaglutinina la cual se encuentra localizada en la parte externa de la membrana celular, la existencia de hemolisinas y un factor necrotizante citotóxico los cuales permiten la colonización de E. Coli en el epitelio. (Mensa, 2012)

Al momento que E. Coli ha ingresado al epitelio de la vejiga, la velocidad de la infección está directamente relacionada con la virulencia y el número de patógenos presentes; las pacientes con infecciones de vías urinarias recurrentes, están relacionadas con una nula producción de antígeno ABH (Lewis A) en su urotelio, lo que favorece la infección por cepas de E coli con fimbrias tipo I y su mayor adherencia a la vejiga. (Mensa, 2012)

Clasificación

Se puede clasificar a las IVU en relación al lugar, frecuencia, sintomatología y complicaciones de la siguiente manera:

a) De acuerdo al sitio:
- Cistitis (tracto urinario bajo): Hace referencia a una infección de la vejiga o uretra, que puede presentar sintomatología miccional, y un mínimo grado de daño del parénquima renal.
- Pielonefritis (tracto urinario alto): Daño del parénquima renal, que presenta sintomatología de fiebre mayor 38°C, con afectación renal y formación de cicatrices corticales. (E. Lombardo-Aburto, 2018)

b) De acuerdo a episodios:
- Primera infección.
- Recurrente, con una frecuencia de 3 IVU al año o 2 en los últimos 6 meses, se subclasifica en: no resuelta, persistente o reinfección. (E. Lombardo-Aburto, 2018)

c) De acuerdo a los síntomas
- Bacteriuria asintomática: Importante cantidad de bacterias en orina, que no produce sintomatología.
- IVU sintomática. (E. Lombardo-Aburto, 2018)

d) Complicaciones
- IVU no complicada, hace referencia a infección del tracto urinario bajo y sin afectación del parénquima renal y en la mayoría de casos ausencia de reactantes de fase aguda. (E. Lombardo-Aburto, 2018)

• IVU complicada, pacientes con sintomatología de pielonefritis, daño de la funcional renal y presencia de reactantes de fase aguda. (E. Lombardo-Aburto, 2018)

Manifestaciones Clínicas

La infección de vías urinarias se caracteriza por la presencia de micción urgente, polaquiuria y disuria, en ausencia de sintomatología que sugiera una infección vaginal con presencia de irritación o flujo; dentro de otros síntomas que se presentan con menor frecuencia tenemos tenesmo, dolor suprapúbico e incontinencia. La aparición de fiebre u otros síntomas no son comunes y su presencia nos indican la posibilidad de otra patología como la prostatitis o pielonefritis, por lo cual se requiere un examen mas minucioso en estos casos en particular. (Piñeiro & Otros, 2019)

En la orina podría encontrarse un hallazgo de hematuria macroscópica y puede tener mal olor, esto no significa que se tenga una infección complicada. (Mensa, 2012)

Mientras menor sea la edad de la paciente más inespecífica va a ser la sintomatología, por lo cual es importante sobre todo en lactantes tener en cuenta la fiebre sin foco como posible infección de las vías urinarias, debido a la ausencia de la misma disminuye la posibilidad de una IVU, en caso de ser necesario el pedido de un urocultivo se debe realizar al haber hecho el diagnostico diferencial con otras enfermedades frecuentes en la infancia. Mientras mayor sea la edad del niño más importancia tiene la sintomatología, en caso de hematuria la principal causa es una IVU pero esto no debe descartar la posibilidad de otras patologías urinarias. (Piñeiro & Otros, 2019)

Diagnóstico

Es importante mencionar que el diagnóstico de la infección de vías urinarias se debe realizar de manera clínica, por lo cual una buena anamnesis y examen físico adecuado son fundamentales, sin embargo, tenemos exámenes de gabinete que nos pueden ayudar. En una cistitis aguda las características de la orina pueden ser de mal olor, puede encontrarse turbia, lo cual nos puede guiar en el diagnóstico, pero no es mandatorio de IVU, en el caso de una pielonefritis es importante realizar puño percusión y asociarlo con fiebre mayor 38°C, más el estado general del paciente. (Solano M., Solano C., & Ramirez V., 2020)

Si existe antecedente de infección de vías Urinarias por más de dos ocasiones en menos en menos de 6 meses se necesita un urocultivo, es necesario ser minuciosos en el examen físico de mujeres con síntomas de prurito y flujo vaginal antes de diagnosticar una IVU. El primer examen de gabinete que se debe realizar ante la sospecha es el de orina, en donde tenemos como criterio importante encontrar piuria lo cual presenta especificidad del 50-76% y sensibilidad 80-95%. En una bacteriuria asintomática el cultivo de orina es positivo cuando se encuentran en la mujer más de 10^5 colonias/mL y en hombre más de 10^4 colonias/mL, esto debe ocurrir en dos cultivos diferentes. (Solano M., Solano C., & Ramirez V., 2020)

Tratamiento No Farmacologico

Es importante la terapia no farmacológica por la gran aparición de patógenos multirresistentes en orina, y la correcta prescripción que deben tener los profesionales de la salud en la eliminación completa de los patógenos que se encuentran en el tracto urinario, por lo cual se propone alcalinizar la orina como un método para disminuir la incidencia de IVU, mediante la administración de citrato de potasio; múltiples metaanálisis fueron evaluados pero no se encontró una conclusión significativa de los mismos. (Nassib F & Jad A , 2019)

El uso de probióticos como los lactobacillus, los cuales formarían una barrera vaginal contra los patógenos como E. Coli, ha sido otro de los tratamientos preventivos que han sido estudiados en varios artículos con resultados contradictorios en los mismos. (Nassib F & Jad A , 2019)

El ingerir jugo de arándano se ha mencionado como uno de los tratamientos no farmacológicos con mejores resultados hasta el momento, ya que posee propiedades antioxidantes y su capacidad de bloquear la unión de las Fimbrias P de los patógenos como E. Coli al urotelio; pero las revisiones sistemáticas que han sido revisadas no han mostrado que tengan un efecto beneficioso en pacientes con infecciones recurrentes que consumen jugo de arándano. (Nassib F & Jad A , 2019)

Los estrógenos tópicos se encuentran relacionados con una disminución de las tasas de IVU, sobre todo en pacientes de tercera edad, al estar escaso o casi nulo el nivel de estrógeno circulante, se produce una reducción de los lactobacillus vaginales y un alto riesgo de infección por patógenos como E. Coli, por lo cual estos pacientes se ven beneficiadas de la aplicación tópica de estrógenos sin que esto implique un aumento del riesgo de cáncer endometrial o de seno, pero presenta efectos adversos como irritación local; sin embargo no disminuye las infecciones recurrentes. (Nassib F & Jad A , 2019)

Tratamiento Farmacologico

El tratamiento de la infección del tracto urinario se realiza con antibiótico terapia empírica para poder erradicar al patógeno causante de esta patología, para lo cual debemos seleccionar el antibiótico adecuado que depende del patógeno que haya producido la patología y de la sensibilidad o resistencia que presenta el microorganismo causante para el antibiótico según el perfil de resistencia de cada país, además se debe considerar al paciente sobre todo las alergias que puede presentar a ciertos medicamentos o morbilidades que obliguen a un reajuste de la medicación como en los pacientes con enfermedad renal crónica y por último se considera la parte del tracto urinario en donde se ha producido la infección. (Nguyen, 2013)

Microorganismo	N	Antibióticos										Resistencia	
		AMX	AMC	CXM	CFX	SXT	NOR	FOS	FUR	GN	CAZ	Mecanismo	%
Escherichia coli	10.652	41,9	83,8	88,2	90,6	68,3	63,4	96,5	97,4	-	-	BLEE	10
Proteus mirabilis	827	55,2	95,1	96,9	98,7	49,7	87,9	67,1	0	-	-	BLEE	1,5
Klebsiella pneumoniae	1.244	0	88,9	91,1	94,4	75,0	89,6	50,1	46,3	-	-	BLEE	6,6
Klebsiella oxytoca	308	0	94,3	93,3	100	92,3	96,4	67,4	74,8	-	-	BLEE	1,7
Enterobacter cloacae	359	0	0	0	67,3	86,0	94,9	69,3	52,2			-	
Staphylococcus saprophyticus	208	98,4	93,7	-	-	99,0	99,5	0	99,5	-	-	-	
Staphylococcus aureus	137	-	73,4	-	-	96,8	62,9	92,6	99,2	-	-	SARM	25,8
Enterococcus faecalis	2.159	99,8	-	-	-	-	67,5	92,6	97,2	-	-	-	
Streptococcus agalactiae	507	100	-	-	-	-	-	86,6	100	-	-	-	
Pseudomonas aeruginosa	298	-	-	-	-	-	73,5	-	-	82,1	95,2	MDRO	4,4
GLOBAL*		42,1	61,6	67,5	71,0	56,3	65,4	81,7	81,2	-	-		

AMX: amoxicilina; AMC: Amoxicilina-ácido clavulánico; CXM: cefuroxima; CFX: cefixima; SXT: trimetoprim-sulfametoxazol; NOR: norfloxacino; FOS: fosfomicina; FUR: nitrofurantoina; GN: gentamicina; CAZ: cefatizidima; BLEE: beta-lactamasa de espectro extendido; SARM: *S. aureus* resistente a meticilina; MDRO: microorganismo multirresistente; "-": no indicado; *: correspondiente a los microorganismos listados, presentes en el 90,3% de los aislamientos totales.

Tabla 2: Sensibilidad antibiótica (%) de los uropatógenos más frecuentemente aislados (año 2016) (Aguinaga, y otros, 2018)

La nitrofurantoina se debe dar en dosis de 100 mg cada 12 horas y recomendar que la medicación sea ingerida con productos que acidifiquen la orina para mejorar su absorción y que se evite alimentos alcalinizantes. Se observa que en 3 días las tasas de erradicación de la patología son mayores al 90%. (General, 2009)

Se realizó un estudio para definir que duración debe tener el tratamiento, la comparación fue realizada entre la nitrofurantoina y la fosfomicina llegando a la conclusión que, al dar 5 días de tratamiento con nitrofurantoina en comparación con dar una dosis única de fosfomicina, hay una probabilidad significativamente mayor de resolución clínica y microbiológica a los 28 días luego de acabar la terapia con el uso de la nitrofuranotina por 5 días. (Huttner, y otros, 2018)

Profilaxis
La infección de vías urinarias es una patología que se puede prevenir, y esto se logra creando educación en los pacientes de las siguientes formas:

- Se debe realizar higiene del área urogenital al menos 1 vez al día con agua y con jabón con PH apropiado para esta área, o con jabón que no se use en otra parte del cuerpo y que no tenga olor fuerte.
- Vaciamiento vesical frecuente por lo menos cada 2 o 3 horas y que sea vaciada la vejiga en su totalidad cuando se presente el deseo miccional.
- Ingesta apropiada de líquidos durante todo el día.
- La limpieza correcta del área urogenital luego de la micción debe ser de adelante hacia atrás cuando se usa papel higiénico para prevenir arrastras las bacterias del tracto gastrointestinal,
- En mujeres con vida sexual activa se recomienda orinar después del coito.
- Usar ropa interior de algodón, que no sea ajustada, lavarla con jabón suave.
- Bañarse en la ducha en lugar de una tina.
- Se debe evitar baños de aceite, el uso de talco, de rociadores, o lavados vaginales. (Calderón , y otros, 2013)
- Se recomienda el uso de productos de arándano ya que tienen proantocianidinas de tipo A que permiten inhibir de forma dosis-dependiente la adhesión bacteriana al tracto urinario, sin embargo, en

• infecciones recurrentes no se ha mostrado que tenga efecto beneficioso. (Ginecólogos, 2019)

Criterios de Referencia

Es necesario tomar en cuenta ciertos aspectos en los que una infección de vías urinarias no complicadas se puede convertir en complicada y es el momento en el médico de primer nivel debe referir al paciente a un segundo nivel de atención, para esto debemos tener en cuenta el grupo de edad al que nos enfrentamos, en el caso de los niños debemos transferirlos a otra casa de salud cuando:

• Sean menores de 3 meses de edad
• Presenten compromiso del estado general o presentes características de sepsis
• Inmunosupresión
• Vómitos, deshidratación o mala tolerancia oral
• Uropatía obstructiva y/o reflujo vesicoureteral (cuando sean clasificados como de alto grado (IV-V)
• Fracaso de tratamiento empírico antibiótico oral (que se presente con persistencia de fiebre o afectación del estado general tras 48 horas de tratamiento correcto). (Pérez , y otros, 2019)

En el caso de los adultos se aplica diferentes criterios para realizar referencia a un segundo nivel por infección del tracto urinario y son:

• Recaídas habituales
• Pacientes con hematuria persistente sobre todo si se sospecha que la causa de la infección de vías urinarias es por urolitiasis, alteraciones estructurales u otras enfermedades subyacentes que no permitan la resolución de la patología con el tratamiento habitual
• Cistouretritis recurrente
• Pielonefritis con características de SIRS es decir que el cuadro continúe luego de 48 a 72 horas de haber iniciado tratamiento empírico antibiótico o que se presente nuevos síntomas o se agrave la condición de salud en las primeras 48 horas

- Pacientes que estén usando sonda uretral por tiempo prolongado que presentes características de SIRS, que no mejoren con el tratamiento o en pacientes que presenten fiebre que no tenga clara su etiología. (General, 2009)

BIBLIOGRAFÍA

1.Aguinaga, A., Gil, A., Mazón, A., Alvaro, A., García, J., Navascués, A., & Ezpeleta, C. (2018). Infecciones del tracto urinario. Estudio de sensibilidad antimicrobiana en Navarra. An. Sist. Sanit. Navar, 14(1), 17-26. Recuperado el 16 de Febrero de 2020, de http://scielo.isciii.es/pdf/asisna/v41n1/1137-6627-asisna-41-01-17.pdf

2.Calderón , E., Casanova , G., Galindo, A., Gutierrez, P., Landa, S., Moreno, S., . . . Valdez, R. (2013). Diagnóstico y tratamiento de las infecciones en vías urinarias: un enfoque multidisciplinario para casos no complicados. Bol Med Hosp Infant Mex, 70(1), 3-10. Recuperado el 16 de febrero de 2020, de https://www.medigraphic.com/pdfs/bmhim/hi-2013/hi131c.pdf

3.Catrillón, J., Machado, J., Gómez, S., Gómez, M., Remolina, N., & Ríos, J. (20 de 06 de 2018). Etiología y perfil de resistencia antimicrobiana en pacientes con infección urinaria. Revista Infecto , 45-51. Recuperado el 15 de febrero de 2020, de http://www.revistainfectio.org/index.php/infectio/article/view/755/793

4.E. Lombardo-Aburto. (2018). Abordaje pediátrico de las infecciones de vías urinarias. Scielo, 85-90. doi:10.18233/apm1no1pp85-901544

5.General, C. d. (2009). Diagnóstico y tratamiento de la Infección Aguda, no complicada de tracto urinario de la mujer. Guía de Práctica Cínica , Sistema Nacional de Salud, México. Recuperado el 16 de febrero de 2020, de http://www.cenetec.salud.gob.mx/descargas/gpc/CatalogoMaestro/077_GPC_InfAgnocompdeltractourinariomujer/tractourinario_de_la_mujer.pdf

6.Ginecólogos, C. A. (2019). Infección de las vías urinarias. Folleto, Colegio Americano de Obstetras y Ginecólogos . Recuperado el 16 de febrero de 2020, de https://www.acog.org/Patients/Search-Patient-Education-Pamphlets-Spanish/Files/Infecciones-de-las-vias-urinarias?IsMobileSet=false

7.Huttner, A., Kowalczyky, A., Turjeman, A., Babich, T., Brossier, C., Eliakim, N., . . . Harbarth, S. (2018). Effect of 5-Day Nitrofurantoin vs Single-Dose Fosfomycin on Clinical Resolution of Uncomplicated Lower Urinary Tract Infection in Women A Randomized Clinical Tria. JAMA, 319(17), 1781- 1789. Recuperado el 17 de febrero de 2020, de https://jamanetwork.com/journals/jama/fullarticle/2679131

8.Mensa, J. (2012). Infección de las vías urinarias. En A. Von, P. Farreras, C. Rozman, & F. Cardellach, Medicina Interna (17 ed., Vol. 1, págs. 861- 868). Barcelona, España. Recuperado el 15 de febrero de 2020

9.Nassib F , A., & Jad A , D. (2019). Manejo de la infección del tracto urinario en mujeres: un enfoque práctico para la práctica diaria. Annales de Urologia, 339-346. doi:10.4103 / UA.UA_104_19

10.Nguyen, H. (2013). Infecciones bacterianas de las vías genitourinarias. En J. McAninch, & T. Lue, Smith y Tanagho Urología General (18 ed., Vol. 1, págs. 197-222). México: Mc Graw Hill Education . Recuperado el 15 de febrero de 2020

11.Piñeiro, R., & Otros. (2019). Recomendaciones sobre el diagnóstico y tratamiento de la infección urinaria. Asociación Española de Pediatría, 400.e1-400.e9. doi:10.1016/j.anpedi.2019.02.009

12.Solano M., A., Solano C., A., & Ramirez V., X. (Febrero de 2020). *Actualización del manejo de infecciones de lasvías urinarias no complicadas. Revista Médica Sinergia, 5(2). doi:10.31434/rms.v5i2.356*

13.Zafer , T., & Florian, W. (2016). *Global epidemiology of urinary tract infections. Opinión actual en enfermedades infecciosas, 73-79.*

CAPÍTULO 9

Juan Fernando Pupiales Paucar

Diabetes Mellitus

Definición

La diabetes mellitus se define como un grupo de enfermedades metabólicas (en donde hay un trastorno a nivel de hidratos de carbono, lípidos y proteínas) que se caracterizan por hiperglucemia crónica que resulta de la coexistencia de defectos multiorgánicos (disfunción a nivel de ojos, riñones, nervios, vasos sanguíneos y corazón) y de insulinorresistencia en el músculo y tejido adiposo (Pérez Díaz, 2016).

La hiperglucemia crónica también conlleva a un deterioro progresivo de la función y la masa de células beta pancreáticas, además de una secreción inadecuada de glucagón y un aumento de la producción hepática de glucosa (Herrera Ricaurte, y otros, 2017).

Epidemiología

La diabetes mellitus tipo 2 es el tipo de diabetes más frecuente y consta entre los mayores problemas para los sistemas de salud Latinoamericanos. La Federación Internacional de Diabetes dio a conocer que en el 2017 la prevalencia ajustada de diabetes en Latinoamérica era del 9.2% entre los adultos de 20 a 79 años, solamente superados por Norteamérica (11.1%) y el Sur de Asia (10.8%) (Aguilar Salinas, y otros, 2019)

Alrededor del mundo se estima que 371 millones de adultos viven con diabetes y de ellos 34 millones (9%) residen en Latinoamérica. Se estima que para el año 2045 el crecimiento en el número de casos esperado será del 62%, esta estimación se basa en la prevalencia alta de las condiciones que preceden a la diabetes como es la obesidad y la intolerancia a la glucosa. (Aguilar Salinas, y otros, 2019)

Un dato alarmante es que el 40% de los pacientes con diabetes ignoran su condición. En el Ecuador el número de casos diagnosticados de Diabetes Mellitus tipo 2 en personas entre los 20 a 79 años es de 554.500, con una prevalencia según la Federación Internacional de Diabetes del 5,5%, además de mencionar que el número de muertes ocasionadas por Diabetes Mellitus tipo 2 en personas entre los 20 a 79 años es de 3.907, y que el número de personas que hasta el momento no han sido diagnosticadas de Diabetes Mellitus tipo 2 es de 198.700. (Aguilar Salinas, y otros, 2019)

Clasificación

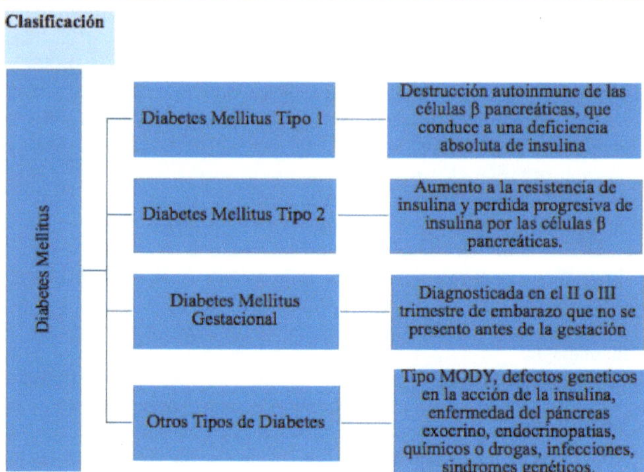

Elaborado por Juan Pupiales.

Diabetes Mellitus Tipo I

Tambien conocida como como juvenil, insulinodependiente o dependiente de la insulina, se manifiesta en la edad juvenil antes de los 30 años en su gran mayoría es de origen autoinmune. Es responsable de < 10% de los casos de Diabetes Mellitus. (Brutsaert, 2017)

Caracterizada por la destrucción autoinmune de la célula β, provocando deficiencia absoluta de insulina, y tendencia a la cetoacidosis diabética. Tal destrucción es mediada por el sistema inmunitario, lo que se evidencia mediante la determinación de anticuerpos: Anti GAD (antiglutamato decarboxilasa), anti insulina y contra la célula de los islotes pancreáticos, con asociación a los alelos DQ-A y DQ-B del complejo mayor de histocompatibilidad (HLA). (Rojas de P, Molina, & Cruz Rodriguez, 2012)

Patogenia

La destrucción autoinmunitaria de las células beta pancreáticas incluye interacciones entre genes de susceptibilidad, autoantígenos y factores ambientales que no se comprenden completamente. (Brutsaert, 2017)

Genes de susceptibilidad
Comprenden los del complejo mayor de histocompatibilidad (CMH), HLA-DR3,DQB1*0201 y HLA-DR4,DQB1*0302, que están presentes en > 90% de los pacientes con diabetes mellitus tipo 1. Estos genes se encuentran con mayor frecuencia en ciertos grupos étnicos (escandinavos, sardos, etc). (Brutsaert, 2017)

Autoantígenos
Se incluyen:
- El ácido glutámico descarboxilasa
- La insulina,
- La proinsulina
- La proteína asociada con el insulinoma
- La proteína transportadora de cinc ZnT8
- Otras proteínas en las células beta (Brutsaert, 2017)

Estas proteínas se exponen o se liberan durante el proceso de recambio normal o la lesión de las células beta (por ejemplo ante una infección), lo que activa una respuesta inmunitaria mediada por células T que resulta en la destrucción de las células beta pancreáticas. (Brutsaert, 2017)

Virus
Como coxsackie, rubéola, citomegalovirus, Epstein-Barr y retrovirus pueden infectar y destruir a las células beta pancreaticas o causar una destrucción celular indirecta a través de la exposición de autoantígenos o la activación de linfocitos autorreactivos. (Brutsaert, 2017).

Dieta
Exposición a:
- Productos lácteos (proteína de la leche de vaca y materna beta caseína)
- Concentración elevada de nitratos en el agua.
- Consumo insuficiente de vitamina D.
Se asociaron con un aumento de la incidencia de DM tipo 1

Manifestaciones Clínicas

Los pacientes pueden permanecer asintomáticos hasta que se presenta la primera manifestación que es la cetoacidosis; otros pacientes pueden presentar hiperglucemia de ayuno moderada que puede progresar a hiperglucemia severa o cetoacidosis en presencia de infección u otras condicionantes estresantes. (Rivas Alpizar, Zerquera Trujillo, Hernandez Gutierrez, & Sánchez, 2011)

Tratamiento

Recomendaciones

- Los pacientes con diabetes tipo 1 deben tratarse con inyecciones diarias de insulina prandial y basal, o infusión continua de insulina subcutánea.
- Los pacientes deben usar análogos de insulina de acción rápida para reducir el riesgo de hipoglucemia.
- Las personas con diabetes tipo 1 que utilizan con éxito la infusión subcutánea continua de insulina deben tener acceso continuo a esta terapia después de cumplir los 65 años de edad. (American Diabetes Association, 2019)

Los requisitos de insulina se valoran en función del peso de una persona, con dosis que oscilan entre 0,4 y 1,0 unidades / kg / día, teniendo en cuenta además la ingesta adecuada de hidratos de carbono, proteínas y lípidos. Siendo el 60-70% del requerimiento diario de forma rápida y el 30-40% de forma lenta (American Diabetes Association, 2019)

Técnica de inyección de insulina

La técnica adecuada incluye:

- La inyección en áreas corporales apropiadas
- Rotación del sitio de inyección
- Cuidado adecuado de los sitios de inyección para evitar infecciones u otras complicaciones
- Evitar la administración de insulina intramuscular (IM).

La insulina debe inyectarse en el tejido subcutáneo, no por vía intramuscular. Los sitios recomendados para la inyección de insulina son:

- El abdomen
- Muslos
- Nalgas
- Parte superior del brazo (American Diabetes Association, 2019)

Tabla 1. Insulinas que se utilizan en la Diabetes mellitus tipo 1

Tipos	Tiempo en que actúa	Máximo efecto	Termina efecto
Regular o rápida (actrapid, humulina regular)	30 minutos	2-3 horas	5-6 horas
Análogos de acción rápida: Lispro, Glulisina, Aspart	5-15 minutos	1 hora	2-3 horas
Análogos de acción lenta: Glargina Detemir Degludec	1-2 horas 1-2 horas 1-2 horas	Casi nulo 3-9 horas Nulo	20-24 horas 12-18 horas Mayor a 42 horas

Adaptado de: (García García , 2019) Elaborado por Juan Pupiales

Diabetes Mellitus tipo 2

Es la forma más común de Diabetes Mellitus comúnmente se asocia a obesidad o incremento en la grasa visceral. Se produce debido a una resistencia predominante a la insulina, acompañada con una deficiencia relativa de insulina, hasta un defecto progresivo en su secreción (Rojas de P, Molina, & Cruz Rodriguez, 2012)

Factores de Riesgo

1. Personas con índice de masa corporal ≥ 25kg/m2 que sean menores de 45 años y con uno o más de los siguientes factores:
• Perímetro de la cintura ≥ 80 cm en mujeres y ≥ 90 cm en los hombres.
• Antecedentes familiares de diabetes mellitus tipo 2.
• Antecedente de diabetes gestacional.
• Antecedente obstétrico de parto con producto ≥ 4 kg.
• Peso al nacer ≤ 2500 gramos.
• Niños de madres con antecedente de diabetes gestacional.
• Hipertensión arterial (HTA) ≥ 140/90 mmHg o en terapia farmacológica para Hipertensión Arterial.
• Triglicéridos > 250 mg/dL.

- Colesterol HDL < 35 mg/dL.
- Sedentarismo (actividad física semanal menor de 150 minutos).
- Adultos con baja escolaridad.
- Acantosis nigricans.
- Mujeres con antecedente o diagnosticadas de síndrome de ovario poliquístico. (Herrera Ricaurte, y otros, 2017)

2. Edad $\geq$ 45 años.
3. Diagnóstico de prediabetes.

- Glucosa alterada en ayunas: glucemia en ayunas entre 100 mg/dL a 125 mg/dL o,
- Intolerancia oral a la glucosa: glucemia post carga oral con 75 gramos de glucosa, entre 140mg/dL a 199 mg/dL a las dos horas o,
- HbA1c entre 5.7-6.4 % (Herrera Ricaurte, y otros, 2017)

Fisiopatología
La diabetes mellitus tipo 2 es producto de la influencia del factor genético y los factores ambientales (siendo la obesidad el de mayor relevancia).
En las personas obesas los adipocitos hipertrofiados del tejido adiposo blanco se hacen resistentes a la acción antilipolítica de la insulina, lo que produce un aumento en la concentración plasmática de ácidos grasos (Fernandez Quintela, Aguirre, Puy Portillo, & Contreras, 2015)

Ocasionando que los ácidos grasos acumulados ingresen a diferentes órganos y tejidos provocando la acumulación de diglicéridos y ceramidas, que posteriormente producen lipotoxicidad (Fernandez Quintela, Aguirre, Puy Portillo, & Contreras, 2015)

Principalmente en el hígado, esta lipotoxicidad induce a un aumento de la producción de glucosa y disminución del aclaramiento de insulina. En el músculo esquelético la lipotoxicidad ocasiona una disminución de la captación de glucosa. En el páncreas la acumulación de ácidos grasos estimula la producción de insulina. Conforme la enfermedad progresa el páncreas va perdiendo su capacidad para producir insulina y se produce una hiperglucemia con hipoinsulinemia, que es caracteristico de la diabetes mellitus tipo 2. (Fernandez Quintela, Aguirre, Puy Portillo, & Contreras, 2015)

La diabetes mellitus tipo 2 también ocasiona alteraciones en el metabolismo de los lípidos los más frecuentes son:
• Hipertrigliceridemia
• Presencia de LDL más pequeñas y más densas
• Disminución del HDL-colesterol. (Fernandez Quintela, Aguirre, Puy Portillo, & Contreras, 2015)

Manifestaciones Clínicas
• Poliuria), polidipsia, polifagia.
• Entumecimiento de las extremidades, dolores de los pies, fatiga y visión borrosa.
• Infecciones recurrentes o graves.
• Pérdida de la conciencia o náuseas y vómitos intensos (causantes de cetoacidosis) o estado de coma, cabe recalcar que la cetoacidosis es más común en la diabetes de tipo 1. (Organización Mundial de la Salud)

Diagnóstico
Criterios
1. Glucemia en ayuno medida en plasma venoso igual o mayor a 126 mg/dL (7 mmol/L), el ayuno es la no ingesta calórica al menos por 8 horas.
2. Glucemia medida en plasma venoso igual o mayor a 200 mg/dL (11,1mmol/L) dos horas después de una prueba de tolerancia oral a la glucosa, (PTOG) con una carga de 75 gramos de glucosa.
3. Síntomas clínicos más una glucemia en plasma venoso igual o mayor a 200 mg/dL (11,1 mmol/L).
4. Hemoglobina glicosilada A1c (HbA1c) mayor o igual a 6,5 % la misma que debe ser realizada en un laboratorio que utilice un método certificado por Glycohemoglobin Standardization Program (NGSP) (American Diabetes Association, 2019)

Tratamiento
No farmacológico:
• Intervenciones educativa

- Actividad física continua, buenos hábitos nutricionales, no fumar, reducir consumo de alcohol, etc.

Medidas para evitar complicaciones en los pies:
- Inspección continúa de pies incluyendo espacios interdigitales.
- No mantener los pies mojados más de 10 minutos y secarlos adecuadamente
- Limar las callosidades alrededor de los pies y aplicar crema hidratante.
- El corte de las uñas será recto y que sean limadas.
- Medias deberán ser sin costuras ni elástico, de preferencia de color blanco.
- Los zapatos serán de piel, tacón bajo, horma ancha y sin costuras, y que no compriman el pie (cordones o velcro).
- No caminar descalzo ni usar calefactores ni bolsas de agua caliente. (Herrera Ricaurte, y otros, 2017)

Aporte Calórico
Restringir de 500 a 750 kcal/día según el IMC por 3 meses. Este manejo debe ser individualizado enfocado en el paciente. (Herrera Ricaurte, y otros, 2017)

Distribución de Macronutrientes en la Dieta
- Carbohidratos: 40-60 %
- Grasas: 30-45 %
- Proteínas: 15-30 % (Herrera Ricaurte, y otros, 2017)

Farmacológico
Metformina: es el medicamento de elección para el tratamiento de la Diabetes Mellitus tipo 2. Se recomienda dosis bajas (500mg), llevando titulaciones progresivas hasta un máximo de 2550 mg en controles periódicos. Nota: en el adulto mayor la dosis máxima recomendada es de 1700 mg diario. (Herrera Ricaurte, y otros, 2017)

Contraindicaciones
- Hipersensibilidad (diarrea, nausea, vómito, cefalea)
- Cetoacidosis diabética y estado hiperosmolar hiperglucémico.
- Insuficiencia renal (aclaramiento de creatinina, menor a 30 mL/min/1.73m2).
- Insuficiencia cardíaca con fracción de eyección menor de 30%

• Enfermedad aguda o crónica con riesgo de acidosis láctica:
• Hipoxia tisular.
• Insuficiencia cardíaca (NYHA IV).
• Insuficiencia respiratoria descompensada.
• Síndrome coronario agudo.
• Shock.
• Insuficiencia hepática.
• Intoxicación alcohólica. (Herrera Ricaurte, y otros, 2017)

Terapia Dual
Se indica cuando falla la monoterapia y los pacientes acuden con HbA1c: < a
8 % con comorbilidad o/y > a 8 % pero menores a 9 %.
Se recomienda el uso de sulfonilurea de segunda o tercera generación.

Insulinoterapia
Se debe iniciar cuando:
1. Los niveles de HbA1c superan el 9 %.
2. No se logran las metas terapéuticas de HbA1c en tres meses a máxima
   dosis en combinación con 2 antiabeticos orales.
3. En presencia de descompensación aguda.
Se recomienda insulina de acción intermedia (NPH), a dosis subcutánea de
inicio de 10 UI/día, o 0.10-0.30 UI/Kg/día. Se debe titular la dosis
progresivamente hasta llegar a metas terapéuticas.

Complicaciones
Agudas
Hipoglucemias
Se define como la disminución de la glucemia por debajo de 70 g/dl.
Causas:
• Exógenas (> 90 %):
    Sobredosificación de fármacos
    Falta de ingesta.
    Ejercicio físico excesivo.
• Secundarias (< 10 %).

Clinica
Síntomas adrenérgicos (en torno a glucosa de 65 mg/dl): palidez,
sudoración, palpitaciones, temblores y náuseas.

Síntomas neuroglucopénicos (glucosa < 50 mg/dl): cefalea, confusión, irritabilidad, alteración del comportamiento, visión doble, pérdida de fuerza y alteraciones del nivel de conciencia.

Tratamiento
Paciente inconsciente
Glucagón vía subcutánea o intramuscular. Glucosa al 50% (50 ml vía intravenosa).
Posterior a la recuperación de la conciencia dar suplementos de hidratos de carbono para evitar recurrencias.

Paciente consiente
Administrar 15 gramos de glucosa vía oral y realizar glucemia a los 15 minutos:
Si glucemia menor de 70 mg/dl repetir toma de glucosa oral y realizar nueva glicemia en 15 minutos.
Si la glucemia es mayor de 70 mg/dl tomar suplementos de hidratos de carbono. (Mediavilla Bravo , y otros, 2015)

Hiperglucemia aislada
Asintomáticos con valores de glucosa > 200 mg/dl sin otras alteraciones metabólicas.
Causas:
- Inicio de diabetes
- Errores en el tratamiento
- Transgresiones dietéticas
- Tratamientos farmacológicos e infecciones agudas

Derivación hospitalaria:
- Glucemia > 500 mg/dl o > 300 mg/dl con descompensación hiperosmolar.
- Intolerancia oral.
- Alteraciones del comportamiento, estupor o coma.
- Cetoacidosis o cetonuria intensa (más de dos cruces en analítica orina).

Tratamiento: Buscar la causa de la hiperglucemia. Administrar insulina rápida y ajustar tratamiento. (Mediavilla Bravo , y otros, 2015)

Estado Hiperosmolar

Se caracteriza por deficiencia de insulina y deshidratación, con glucemias elevadas de 600 mg/dl. Es más frecuente en la diabetes mellitus tipo 2.

Causas
- Puede ser el inicio de la diabetes.
- Infecciones.
- Enfermedades intercurrentes (infarto agudo de miocardio, accidente cerebrovascular, pancreatitis, tromboembolismo pulmonar, obstrucción intestinal, quemaduras graves, etc.), deshidratación
- Falta de cumplimiento terapéutico, fármacos (corticoides, abuso diuréticos, propanolol.)

Clínica
- Poliuria, polidipsia y, a veces, con polifagia.
- Mareo, taquicardia, hipotensión, deshidratación, alteraciones de la conciencia e insuficiencia renal.

Tratamiento
- Hidratación (suero fisiológico al 0,9 %).
- Insulina rápida.
- Realizar derivación al hospital. (Mediavilla Bravo , y otros, 2015)

Cetoacidosis Diabetica

Se produce por la deficiencia de insulina y aumento de hormonas contrarreguladoras como el glucagón, cortisol, catecolaminas y hormona del crecimiento. Se presenta con mayor frecuencia en la diabetes mellitus tipo 1.

Causas
- Inicio de diabates mellitus tipo 1.
- Situaciones en las que hay un aumento de insulina.
- Errores en dosis o en la administración de insulina, fracaso de antidiabéticos orales.

Clínica
Polidipsia, poliuria, astenia, anorexia, calambres musculares, obnubilación,

estupor y coma.

Tratamiento

Reponer líquidos con solución salina isotónica y corregir la hiperglucemia dosificando insulina rápida en dosis de 0,1-0,15 UI/kg en bolo intravenoso. (Mediavilla Bravo , y otros, 2015)

Crónicas

Macrovasculares

1.**Enfermedad Cardiovascular:** La cardiopatía isquémica y la Insuficiencia cardiaca son las patologías que presentan mayor morbimortalidad en pacientes con Diabetes Mellitus tipo 2. (Aguilar Marín, y otros, 2018)

3.**Enfermedad Cerebrovascular:** La DM es un factor independiente de riesgo para ACV, con incidencia 2,5-3,5 mayor que en el resto de la población. Hay una relación causal con estenosis de la carótida en un 20 % de todos los ACV isquémicos. (Mediavilla Bravo , y otros, 2015)

5.**Enfermedad Arterial Periférica:** La Diabetes Mlelitus es un factor de riesgo de desarrollo de aterosclerosis sobre todo en las extremidades inferiores. El diagnóstico precoz de la Enfermedad Arterial Periférica se realiza mediante la determinación del índice tobillo-brazo. (Mediavilla Bravo , y otros, 2015)

Microvasculares

1. Retinopatía diabética: es de desarrollo progresivo y afecto a la red vascular de la retina. Presente en uno de cada tres pacientes diabéticos y es la principal causa de pérdida de visión en personas adultas con Diabetes Mellitus. El tratamiento se basa en fotocoagulación láser. (Mediavilla Bravo , y otros, 2015)

2. Nefropatía diabética: Filtrado glomerular disminuido menor a 60 ml/min/ 1,73m2 o presencia de daño renal (excreción en la orina de albumina mayor 30 MG/G). (Aguilar Marín, y otros, 2018)

3. Neuropatia diabética: es la presencia de síntomas o signos de disfunción de los nervios periféricos. Es una polineuropatía sensitivomotora, simétrica y distal. Tiene una prevalencia de 50 % en pacientes de larga evolución. (Mediavilla Bravo , y otros, 2015)

4. Pie Diabético: son zonas en el pie con infección, úlcera y destrucción de tejidos profundos que aparece como resultado de la DM y sus complicaciones

Complicaciones

En el pie diabético coexisten:

• La neuropatía
• La isquemia
• La infección y los traumatismos. (Mediavilla Bravo , y otros, 2015)

	GRADO		
Estadio 0	I	II	III
A Lesiones Preulcerosas epitelizadas	Herida superficial sin afección de tendón o hueso	Herida en tendón	Herida penetrante a hueso
B	Infectada		
C	Isquémica		
D	Infectada e Isquémica		

Estadificación del pie diabético según la Clasificación Texas. Adaptado de (Mediavilla Bravo , y otros, 2015) Elaborado por Juan Pupiales

1. Aguilar Marín, I., Drak Hernandez, Y., Egocheaga Cabello, M., Fernandez Santos, C. M., Saez Torralba, M., & Tarradellas , J. (2018). Sociedad Española de Medicos Generales y de Familia. Obtenido de https://www.semg.es/images/documentos/grupos/SEMG_manejo_derivacion_DM2.pdf

2. Aguilar Salinas, C., Aschner, P., González, R., Mora Brito, M., Dominguez, E., García, M., . . . Guadalupe, C. (2019). Guías ALAD sobre el Diagnóstico, Control y Tratamiento de la Diabetes Mellitus Tipo 2 con Medicina Basada en Evidencia. Revista de la Asociación Latinoamericana de Diabetes, 1-125. Obtenido de http://www.revistaalad.com/guias/5600AX191_guias_alad_2019.pdf

3. American Diabetes Association. (2019). Introduction: Standards of Medical Care in Diabetes. 42. Obtenido de https://care.diabetesjournals.org/content/42/Supplement_1.cover-expansion

4. Brutsaert, E. F. (2017). Diabetes Mellitus. Manual MSD. Obtenido de https://www.msdmanuals.com/es/professional/trastornos-endocrinol%C3%B3gicos-y-metab%C3%B3licos/diabetes-mellitus-y-trastornos-del-metabolismo-de-los-hidratos-de-carbono/diabetes-mellitus-dm

5. Fernandez Quintela, A., Aguirre, L., Puy Portillo, M., & Contreras, J. (2015). Guía práctica para el manejo de la Diabetes Mellitus tipo 2. Universidad del Pais Vasco. Obtenido de https://www.ciberisciii.es/media/581876/guiadm2_upv_ehu.pdf

6. García García , E. (2019). Actualización en Diabetes Tipo 1. AEPap (ed.)., 445-451. Obtenido de https://www.aepap.org/sites/default/files/pags._445-452_actualizacion_en_diabetes.pdf

7. Herrera Ricaurte, M., Mora, E., Solís Sánchez, C., Iglesias, J., Acosta, W., Oleas, M., . . . Pareja, C. (2017). Ministerio de Salud Pública de Ecuador. Recuperado el 2020, de Ministerio de Salud Pública de Ecuador: https://www.salud.gob.ec/wp-content/uploads/downloads/2017/05/Diabetes-mellitus_GPC.pdf

8. Mediavilla Bravo , J., AlonsoFernandez, M., De Santiago Nocito, A., Moreno Moreno, A., Carramiñana Barrera, F., Lopez Simarro, F., . . . Huidrobo Dosal, C. (2015). Diabetes Mellitus. Guias Clinicas Semergen. Obtenido de http://2016.jornadasdiabetes.com/docs/Guia_Diabetes_Semergen.pdf

9. Organización Mundial de la Salud. (s.f.). Organización Mundial de la Salud. Obtenido de Organización Mundial de la Salud Web site: https://www.who.int/diabetes/action_online/basics/es/index1.html

10. Pérez Díaz, I. (2016). Diabetes Mellitus. Gaceta Médica de México, 152, 50-55. Obtenido de http://www.anmm.org.mx/GMM/2016/s1/GMM_152_2016_S1_050-055.pdf

11. Rivas Alpizar, E. M., Zerquera Trujillo, G., Hernandez Gutierrez, C., & Sánchez, V. V. (2011). Manejo práctico del paciente con diabetes mellitus en la Atención Primaria de Salud. Finlay, 1(3). Obtenido de https://www.medigraphic.com/pdfs/finlay/fi-2017/fi171n.pdf

12. Rojas de P, E., Molina, R., & Cruz Rodriguez. (2012). Definición, clasificación y diagnóstico de la Diabetes Mellitus. Revista venezolana de Endocrinología y metabolismo, 10(1), 7-12. Obtenido de https://www.redalyc.org/pdf/3755/375540

CAPÍTULO 10

Roxana Isabel Singo Guamanarca

Hipertensión Arterial

Definición

Según la guía de Práctica Clínica de la ESC/ESH La HTA se define como una PAS ≥ 140 mmHg o una PA diastólica (PAD) ≥ 90 mmHg medidas en consulta.   Esta definición se basa en la evidencia de múltiples ECAS donde indican que el tratamiento de los pacientes con estos valores de PA es beneficioso. (Williams & Mancia, 2018).

Tabla 1: Definición de los grados de HTA y la clasificación de la TA medida en consulta.

Categoría	TA Sistólica / diastólica (mmHg)
Optima	<120/<80
Normal	120-129/80-84
Normal alta	130-139/85-89
HTA grado 1	140-159/90-99
HTA grado 2	160-179/100-109
HTA grado 3	≥ 180/≥ 110
HTA sistólica aislada	≥ 140/<90

Adaptado de: (Williams & Mancia, 2018)

Etiología

En la contribución del desarrollo de la hipertensión arterial existen interacciones entre variaciones genéticas y factores ambientales como: el estrés, la dieta y la actividad física. Estas interacciones originan los denominados fenotipos intermedios incluyen entre otros: el sistema nervioso autónomo, el sistema renina angiotensina, factores endoteliales, hormonas vasopresoras y vaso depresoras, volumen líquido corporal, estos mecanismos son los que determinan el fenotipo final de la HTA a través del gasto cardiaco y la resistencia vascular total. Si una población no presenta factores que predispongan a la hipertensión la presión arterial tendrá una distribución normal , estará con un desvió a la derecha pero tendrá una base estrecha o menor varianza pero si existe algún factor que predispone a la hipertensión como por ejemplo el incremento del peso corporal esta curva que tenía un desplazamiento normal se ira hacia la derecha , aumento de la base (mayor varianza) y se aplana , si a esto le sumamos otro factor al ya descrito como el alcohol , la curva se desplazará aún más hacia la derecha, aumentará la variancia y habrá más individuos considerados hipertensos. Los límites entre cómo influye el ambiente y los genes son borrosos. (C. Maicas Bellido, 2000)

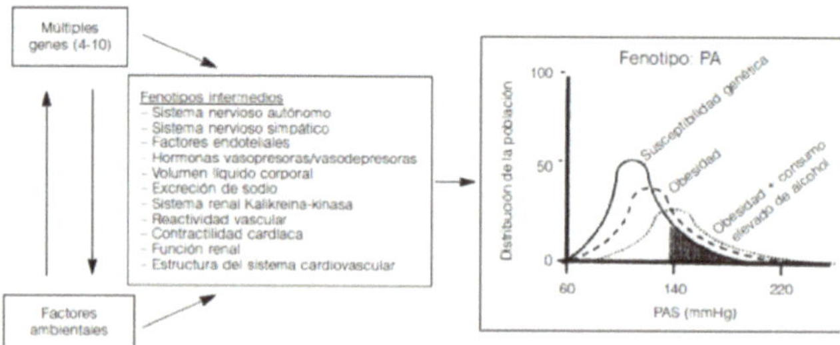

Figura N°1 Interacción genética ambiente Fuente: (C. Maicas Bellido, 2000)

Se han descrito factores hipertensinogénicos como: la obesidad, resistencia a la insulina, ingesta elevada de alcohol y sal en pacientes sensibles a esta, edad y sexo, sedentarismo, estrés, ingesta baja de potasio y de calcio (C. Maicas Bellido, 2000)

Epidemiologia

En el año 2008 se había diagnosticado de HTA aproximadamente al 40% de adultos mayores alrededor del mundo sin embargo se vio un incremento notable ya que de 600 millones de personas afectadas en 1980 subió a 1000 millones al 200, notándose que la prevalencia es menor en países de ingresos elevados (35 %) en relación a los países de otros grupos de ingresos (40%) , además como explica la OMS en la información general sobre la hipertensión en el mundo : A causa de la debilidad de los sistemas de salud el número de personas sin un diagnóstico y tratamiento es alto , esto conlleva a que las personas sin un control de la enfermedad también sea más elevado en los países con ingresos medios y bajos en comparación con aquellos países que sus ingresos son altos. Además de atribuirle este crecimiento en la prevalencia de la hipertensión al aumento de la población también se debe al envejecimiento de la misma y a diferentes factores relacionados con una mala alimentación, comportamiento , uso nocivo del alcohol , falta de actividad física lo que nos lleva a sobrepeso , obesidad y a la exposición prolongada al estrés   (Salud, 2013).   Según los resultados de Encuesta Nacional de Salud (ENSANUT) realizada en el año 2012 en Ecuador, la prevalencia de pre hipertensión en la población de 10 a 17 años fue de 14.2 % y en la de 18 a 59 años fue de 37.2 %, en relación a la prevalencia de la HTA en la población de 18 a 59 años de edad es de 9.3 %   (Freire W.B, 2013). Los egresos hospitalarios al año superan los 7.500 desde el año 2015 en relación con HTA y otras patologias asociadas, es así que el 2017 se reportaron 5.776 solo por hipertensión arterial primeria según el INEC (Coello, 2019)

Fisiopatología

Para entender la fisiopatología de la hipertensión arterial es necesario saber que en esta patología influyen muchos factores que en su mayoría tienen una base genética, pero de todos ellos el sistema renina –angiotensina – aldosterona (SRAA) es uno de los que tiene mayor   importancia ,esto es porque de algún modo este condiciona el accionar de otros factores humorales y / o neurales es así que influye en la producción de endotelina , la inhibición del óxido nítrico (NO) o de la prostaciclina (PGI2), la acción de catecolaminas o de vasopresina (AVP), del factor ouabaína–sensible o FDE, del tromboxano A2 (TxA2) y de diversas sustancias vasopresoras endógenas. En la homeostasis este sistema juega un papel fundamental al regular la presión sanguínea sin embargo esta función puede verse afectada por algunos efectos patogénicos que pueden provocar injuria arterial. El remodelamiento vascular y la inflamación también son acciones en los cuales este sistema desempaña un papel clave ya que ejerce su acción mediante generación de especies reactivas de oxígeno y vías de señalización , sin embargo gracias a estos dos procesos pueden llevar   al daño de los órganos blanco y la mortalidad cardiovascular .Los diferentes fármacos que bloquean este sistema en diversos puntos a lo largo de su eje has disminuido de manera notable la morbilidad y la mortalidad tanto a nivel cardiaco como renal . Algunos de estos fármacos antagonizan o revierten el proceso de remodela miento y la inflamación logrando con esto no solo disminución las cifras de la tensión arterial sino que son susceptibles de ayudar en la prevención de la enfermedad vascular precoz.

El SRAA es un sistema de gran importancia fisiológica, pues es vital para la salud vascular y la función renal normal, regulando la homeostasis hidroelectrolítica, la filtración glomerular, la actividad túbulo-intersticial, el balance cortico–medular, la reabsorción y la secreción de aniones, entre otras acciones. Su estimulación excesiva es causa de graves e importantes efectos negativos sobre la dinámica vascular y las relaciones vásculo-tisulares, elementos vitales en la patogenia de la HTA. (Grau, 2018)

Diagnostico

Para tener un diagnostico confiable de que un paciente es hipertenso la medición correcta de la presión arterial es esencial ya que nos permite clasificar a las personas, determinando así el riesgo cardiovascular y como una guía en el manejo clínico, es así que la toma de la presión con un esfigmomanómetro adecuadamente calibrado y la técnica de auscultación de la primera y quinta fase de los sonidos de Korotkoff siguen siendo el método más usado para la medición en la consulta. Para saber si lo estamos haciendo de la manera correcta se debe tomar en cuenta los siguientes datos obtenidos de ESC/ESCH:

- Antes de tomar la presión el paciente debió haber estado sentado de manera cómoda en un lugar de manera tranquila durante 5 minutos
- Coloque el puño a nivel del corazón , observando que la espalda y el brazo estén apoyados así se evitara el incremento de la PA dependiente de la contracción muscular y el ejercicio isométrico
- Debes de registrar 3 mediciones las cuales deben estar separadas 1-2 minutos. Esto lo repites solo cuando entre las dos primeras presiones que tomaste existe una diferencia de más 10 mmHg. Ten en cuenta que la PA es el promedio de las ultimas 2 mediciones
- Para la mayoría de pacientes se usa un manguito de presión estándar (12-13 cm de ancho y 35 cm de largo) sin embargo ten en cuenta que debes de tener manguitos para brazos más gruesos (circunferencia de brazo más de 32 cm) y más delgados también.
- En la primera consulta siempre mide la presión de ambos brazos para que te des cuenta de si existen diferencias y de ahí en adelante toma como referencia el brazo con el valor más alto además mide la PA de todos los paciente tras 1 y 3 minutos de bipedestación desde sentado esto lo vas hacer para descartar hipotensión ortostática , y lo vas a seguir haciendo en posteriores consultas en aquellos pacientes adultos mayores , diabéticos o con otras enfermedades ya que ellos la hipotensión ortostática es frecuente

- En el método ausculta torio si decides realizarlo ahí que usar los ruidos de Korotkoff de fase I y V (reducción y desaparición repentina) para conocer cuál es la PA sistólica y diastólica y en aquellos paciente con FA o arritmias es necesario mediciones adicionales ; Además no se debe de olvidar de medir la frecuencia cardiaca ; palpando el pulso esto para descartar arritmias (Williams & Mancia, 2018)

Monitorización domiciliaria de la presión arterial : La AMPA consiste en medir todas las lecturas de la TA realizado con un monitor semiautomático valido esto por lo menos 3 días pero preferible 6-7 días consecutivos , estas lecturas se hacen en la mañana y en la noche, el paciente debe encontrase en un lugar tranquilo , después de un reposo de 5 minutos , estar bien sentado esto quiere decir con la espalda y brazos apoyados , se debe realizar 2 mediciones entre 1-2 minuto si lo comparamos con la PA que se mide en la consulta esta será más baja, los datos dados por el AMPA guarda más relación con el daño orgánico que se da por esta patología y según recientes meta análisis indican que predicen mejor la morbimortalidad de CV que la TA tomada en consulta, además que al auto medirse de alguna manera ayudara a la adherencia al tratamiento obvio en combinación con educación y asesoramiento (Williams & Mancia, 2018)

Monitorización ambulatoria de la presión arterial: La MAPA nos da medidas de las lecturas de PA pero en periodo de tiempo que generalmente es 24 h, este dispositivo va a intervalos de 15-30 minutos y calcula la media de la TA diurna, nocturna y de 24 h además que registras las actividades y las horas de sueño, por lo menos el 70 % de las lecturas deben ser satisfechas para que se considere valido, en comparación con los valores dados en consulta el umbral por el MAPA es más bajo. Es así que la mayor ventaja que tiene el MAPA y el AMPA es que permiten diagnosticar, y aun que existen algunas ventajas y desventajas de estos métodos al relacionarlos los dos métodos deberían considerarse complementarios (Williams & Mancia, 2018). La hipertensión blanca es cuando la TA sube constantemente pero solo en las lecturas dadas en el consultorio pero no cumple con los criterios diagnósticos que nos haría pensar en HTA fuera de ella y la hipertensión oculta es aquella en donde la presión arterial aumenta constantemente con las mediciones fuera del consultorio, pero no cumple con los criterios para la hipertensión arterial, según las lecturas en la consulta médica. (Bloch MJ, 2019)

Tabla 2: Criterio diagnóstico de HTA según MAPA y AMPA

	TA en consultorio	MAPA	AMPA
Hipertensión	> o igual 140/90	Día: >135/85;Noche: >120/70 24h: > 130/80	>135/85
Hipertensión bata blanca	>140/90	Día: <135/85 ; Noche: <120/70 ; 24h: <130/80	<135/85
Hipertensión oculta	<140/90	Día: >135/85 ;Noche: >120/70 24h: > 130/80	>135/85

Fuente: (Dueñas, Stevez, & Rodas, 2019) ; Modificado de (Williams & Mancia, 2018)

Cribado para la detección de hipertensión

Esta patología no da síntomas por lo que es muy importante tener estructurado un programa de cribado, la importancia se refleja en las experiencias ya que al hacer este tipo de cribado en algunos programas se ha detectado un gran número de personas con HTA (50%) que no sabían que lo padecían, es así que se llega a los datos plasmados en la tabla para mayor comprensión:

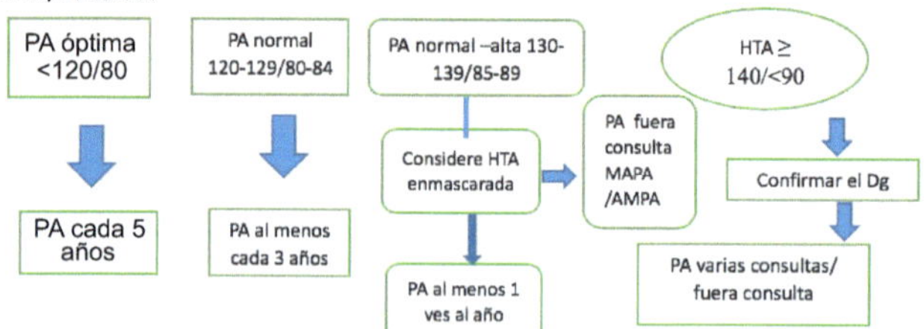

Figura 2: Cribado y diagnóstico de la Hipertensión arterial Fuente (Williams & Mancia, 2018)

Confirmación diagnóstica de la hipertensión arterial

El diagnóstico de la presión arterial no se puede basar en una sola sesión de lecturas de la presión de un paciente en la consulta por que la presión arterial es muy variable, excepto cuando la presión es muy alta (HTA grado 3) o si se evidencia un daño orgánico dado por la HTA, en los demás casos que son la mayoría se necesita repetir las mediciones en consulta para confirmar que esta elevación es persistente. Teniendo en cuenta que el número de consultas posteriores y el intervalo entre una y otra va a depender del grado de HTA y tiene una relación inversa con esta es así que: pacientes con una elevación de TA pronunciada (Grado 2 o más) necesitan menos consultas e intervalos más cortos entre ellos (días o semanas), depende del grado de elevación de la TA, evidencia enfermedad CV o daño orgánico. Pacientes con una elevación de TA de Grado 1 el lapso para repetir las mediciones puede ser hasta de meses aún más en aquellos que tiene un bajo riesgo y no haya evidencia de daño orgánico inducido por HTA en este tiempo también se puede evaluar el riesgo CV y pruebas de cribado. Finalmente el uso de MAPA o AMPA se puede usar como una alternativa a las mediciones de la consulta que se repiten para confirmación del diagnóstico siempre dependiendo de que sea logística y económicamente viable. (Williams & Mancia, 2018)

Evaluación Clínica

En la evaluación clínica debemos establecer el diagnóstico y el grado de HTA así como la identificación de factores que estarían relacionados para que esta patología aparezca y aquellos que nos dan un riesgo CV, el identificar enfermedades concomitantes y si existe algún daño orgánico inducido por la HTA. Para todo esto es muy importante realizar una buena anamnesis, examen físico y solicitar exámenes complementarios, sin olvidar tanto en el primer diagnóstico del paciente como en aquellas citas subsecuentes realizar actividades educativas al paciente en donde se debe explicar aspectos como:

Día del diagnóstico: Se tiene que Información sobre el peligro de la hipertensión (riesgos) y cuáles son los beneficios de la terapia antihipertensiva, hablar sobre los objetivos de tratamiento y un plan de atención, así como el iniciar medidas de prácticas de vida para una TA controlada como objetivo a los 6 meses todo dependerá del paciente , gravedad de su hipertensión , preferencias y adherencias a las medidas dadas y las consultas deben ser mensuales durante los primeros 6 meses hasta que se analice la presión arterial así se puede evaluar la tolerabilidad y eficacia del tratamiento y en las citas subsecuentes: Se trata de realizar un refuerzo en la información de la enfermedad, evaluación de la adherencia al tratamiento farmacológico y no farmacológico. (Dueñas, Stevez, & Rodas, 2019)

Anamnesis: La anamnesis es muy importante dentro de la evaluación inicial debe ser lo más completa posible he ahí que debe de tener los siguientes aspectos: Cuando fue diagnosticada por primera vez la HTA y tener los informes sobre exploraciones medicas anteriores , así como los valores de la TA al momento y en atenciones pasadas , se debe conocer la medicación de la paciente que toma habitualmente   y la medicación usada para HTA al momento y pasada , así como también el uso de fármacos que puede tener un efecto vasopresor , se tiene que registrar información y síntomas de comorbilidades pasadas y presentes al igual que todo factor de riesgo CV y los antecedentes familiares de HTA, ECV, ictus o enfermedad renal, se debe hacer una evaluación del estilo de vida en el que debe incluir si realiza ejercicio , cambios en peso corporal , registro dietético , hábitos : tabaco , alcohol consumo de sal , y si por el tratamiento puede tener impacto en la función sexual y se debe registrar si pueden haber alguna causa secundaria de HTA, embarazos pasados con antecedente de HTA o pre eclampsia, toma anticonceptivos orales, menopausia y si tiene terapia de sustitución hormonal. (Williams & Mancia, 2018)

Exploración física
La exploración física nos da una importante información sobre las posibles causas de una HTA secundaria, si existen comorbilidades o algún daño orgánico inducido por HTA
- Constitución física : Se debe determinar TA , FC , IMC y el perímetro abdominal
- Exploración del cuello: esto nos ayuda a investigar la presencia /ausencia de un aumento en la glándula tiroidea y de soplos en ambas arterias carótidas.
- Exploración cardíaca: Al encontrar anormalidades del ritmo y de la frecuencia, soplos y chasquidos o por la aparición del tercer y cuarto tono además de modificaciones en la posición del ápex cardíaco y los datos de insuficiencia cardíaca, se pueden detectar efectos mecánicos sobre el corazón de cifras de HTA mantenidas.
- Exploración pulmonar. Si tiene datos de broncopatía esto puede modificar la terapéutica.
- Exploración abdominal. Buscar masas, soplos, visceromegalias o ascitis y exploración neurológica. Patologías sensitivas motoras, examen neurológico y estado cognitivo.

• Exploración de las extremidades. Las personas con HTA son sensibles a la aparición de una patología oclusiva. Explorar edemas, pulsos y datos de insuficiencia venosa.
• Exploración del fondo de ojo. Es una prueba indiscutible si se asocia diabetes y para la retinopatía hipertensiva (Gómez & Enrique, 2012)

Exámenes complementarios: Hemograma y bioquímica básica:, glucosa con asociación de HbA1c en caso de que el paciente tenga diabetes., creatinina, cálculo del aclaramiento de creatinina, ácido úrico, colesterol total, colesterol HDL,colesterol LDL, triglicéridos, sodio y potasio. No se recomienda hacer tirotropina (TSH) a menos que el paciente presente alguna patología tiroideo o la realización de ácido úrico excepto que el paciente presente patología que así lo amerite , sistemático de orina: cálculo del índice albúmina/creatinina en una muestra de orina (micro albuminuria y creatinina), electrocardiograma (ECG): esta es una prueba barata, fácil, accesible y de una gran utilidad ya que nos permite obtener datos de isquemia, alteraciones del ritmo y defectos de conducción, se recomienda realizar un EKG de 12 derivaciones, radiografía de tórax: indicada en datos clínicos de ICC,ecocardiograma: No se recomienda de rutina en la atención primaria sin embargo es importante ya en algunas situaciones sus resultados pueden modificar la actitud terapéutica , es así que se lo pide en pacientes con HTA asociada a enfermedad cardíaca concomitante (valvulopatías o ICC), con ECG negativo de HVI pero que plantea dudas sobre el inicio o la modificación de tratamiento, índice tobillo/brazo y ecografía carotidea: son pruebas indicadas para la búsqueda de LOD y otras exploraciones encaminadas a la búsqueda de HTA secundaria: determinación de renina y aldosterona, ecografía renal y tomografía axial computarizada abdominal (Williams & Mancia, 2018) (Gómez & Enrique, 2012)

Tratamiento: Tratamiento No farmacológico- Consiste en algunas medidas que el paciente HTA tiene que incorporar a vida para que pueda alcanzar un estilo de vida saludable: si lo logra pueden prevenir /retrasar la aparición de la hipertensión o reducir el riesgo CV, pudiendo incluso retrasar o hasta prevenir el uso de fármacos claro que hay que saber que en aquellos pacientes con HTA con daño órgano blanco o con riesgo CV, nunca ahí que retrasar el inicio de la terapia farmacológica. Entonces las medidas que se recomienda para lograr estos cambios que han sido demostrados son: Restricción de la ingesta de sal: En una persona con TA normal se recomienda el consumo de 5-6g/día -1 cucharada diaria - disminución de la TAS/TAD (2-4 mmHg) y en paciente con HTA ingesta de sal máximo a 4 g/día- ¾ de una cucharadita de sal diaria- (3-6 mmHg). Esto se lograra con una reducción de alimentos procesados evidencia IA. Además de cambiar la sal de mesa por sal de dieta excepto en pacientes con problemas renales, menos conservas y alimentos procesados más alimentos frescos y no poner saleros ni salsas en las mesas. Además de reducir la TA esta medida si es efectiva la restricción puede disminuir la dosis de medicamentos que se necesita para el control de la TA (Na G, 2017) (He FJ, 2013) (Dueñas, Stevez, & Rodas, 2019)

Cambios en la dieta: Existen muchos estudios que han demostrado una disminución de complicaciones CV y mortalidad con la dieta mediterránea. La dieta siempre debe ir de la mano de otros cambios en el estilo de vida como el ejercicio y la pérdida de peso. La asesoría es muy importante sobre una dieta equilibrada que contenga elevado consumos de verduras, legumbres, fruta fresca, cereales integrales   y frutos secos , así como un consumo frecuente productos lácteos desnatados , pescado (2-3 veces por semana) y ácidos grasos no saturados (especialmente aceite de oliva), con un consumo menor de carnes rojas y grasas saturadas, se debe restringir un consumo de huevo a no más de 3 por semana , en relación con el café se observado que tiene un efecto vasopresor se asocia con beneficios cardiovascular ,   él te verde o negro puede tener un pequeño significativo efecto en disminuir la TA , en relación   con las bebidas azucaradas su consumo no se aconseja ya que se   asocia con sobrepeso, síndrome metabólico, DM2 y mayor riesgo CV. (Williams & Mancia, 2018), (Estruch R, 2006)

Disminución del peso : Se debe tener un control de peso corporal ya que así se podrá evitar la obesidad y tener un   IMC saludable (20-25) y una circunferencia de cintura adecuada (< 94 cm los varones y < 80 cm las mujeres) , ya que al estar la HTA relacionada con el exceso de peso si logramos disminuirlo también se lograra una disminución de la TA (5-20 mmHg) , del riesgo CV , control de los factores de riesgo y también existir una mejoría en la eficacia del medicamento . Es así que con una reducción de 5-10 % de masa corporal (5kg) tiene una relación con disminución 4 mmHg en la TA sistólica como diastólica con un grado de evidencia IA (Dueñas, Stevez, & Rodas, 2019) (Williams & Mancia, 2018)

Ejercicio físico

La actividad física es tan importante ya que si se lo realiza como estilo de vida desde las primeras etapas de vida reduce el riesgo desarrollo HTA, al igual que su contraparte individuos inactivos tienen 30-50 veces más riesgo desarrollo de esta patología, estudios epidemiológicos recomiendan una actividad física aeróbica regular lo cual beneficiara en la prevención, menos riesgo CV y mortalidad al igual en el tratamiento de la HTA (4-9 mmHg). En cada consulta debemos enfatizar sobre la importancia de realizar ejercicios, cuantas veces, el tiempo, el tipo de actividad física y sus beneficios .Los pacientes deben de realizar por lo menos 30 minutos de actividad física dinámica como: caminar, pasear al perro, trotar, bailar, andar en bicicleta o nadar esto por lo menos 5 días por semana esto con evidencia (Dueñas, Stevez, & Rodas, 2019) (Sanchéz & Victor, 2012)

Abordaje emocional del paciente que padece HTA o pre hipertensión: Tenemos que tener en cuenta que para dar un tratamiento eficaz y lograr que el paciente tenga una adherencia terapéutica es muy importante conocer al paciente de una manera integral , no solo como aquel paciente que acude todos los meses al centro de salud por sus pastillas sino que debemos interesarnos en sus emociones , creencias y pensamientos , para aquello existen estrategias y herramientas que pueden ayudar en el paciente para el autocontrol así como prevención de complicaciones y recaídas con un conocimiento en sus factores de riesgo y un trabajo con equipo multidisciplinario , la salud mental es un factor que puede ayudar o impedir el control de su enfermedad , se debe establecer la confianza y escuchar al paciente, evaluando sus limitantes y proporcionar estrategias de opción. (Arlet, 2018) (Meng, Cason, & Racusen, 2003)

Tratamiento Farmacológico

Además de los cambios de estilos de vida la mayoría de pacientes requieren el uso de medicamentos para lograr control de la TA , cuando la presión arterial está a más de 20/10 mmHg es poco probables que la monoterapia nos permita llegar al control deseado de la TA , la monoterapia la debemos considerar en pacientes con HTA grado 1 de bajo riesgo o pacientes 80 años o más , en el resto de pacientes que a pesar de cambios en el estilo de vida no sean efectivas se recomienda comenzar con terapia dual .Es así que para el tratamiento de la HTA tenemos a los   diuréticos tiazídicos, calcio antagonistas (CA), inhibidores de la enzima convertidora de angiotensina (IECA) y los antagonistas de los receptores de angiotensina II (ARAII) los cuales son adecuados para el inicio y mantenimiento del tratamiento de la HTA, tanto en monoterapia o combinados. (Williams & Mancia, 2018)

Diuréticos tiazídicos: estos medicamentos disminuyen la mortalidad y eventos adversos cardiovasculares siendo estos últimos junto con los accidentes cerebro vasculares menores en comparación con los betabloqueantes y los IECAS y una disminución del riesgo de ICC en relación con los beta bloqueadores (Reboussin DM, 2017)

IECA y los ARA II: Disminuyen el riesgo de albuminuria y son eficaces para retardar la progresión de la ERC diabética y no diabética, de hecho los bloqueadores del SRA son los únicos fármacos antihipertensivos de los que se tiene evidencia que logran una reducción del riesgo de enfermedad renal terminal, por lo que son preferidos en pacientes con DM2, además parece ser que son efectivos para prevención o regresión del daño orgánico dado por la HTA como HVI y remodelado de vasos pequeños, al disminuir la FA incidental ayudaría en la mejora de la función y regresión estructural del VI , además que los dos están indicados en pacientes luego de sufrir un IM y pacientes con IC   .El ARA II generalmente se indica en paciente que no toleran IECA (tos). (Williams & Mancia, 2018)

Calcio antagonista (CA): En este grupo de medicamentos existe una mayor evidencia con los dihidropiridinicos aún más en el amlodipino, aunque todos los subgrupos están indicados, en dos metas análisis se demostró que estos medicamentos tiene eficacia similar con otros grupos de medicamentos en relación con el control de la TA y prevención de eventos cardiovasculares mayores (Paz MA, 2016)

Beta bloqueantes (BB): Se ha demostrado en estudios clínicos y meta análisis estos medicamentos en comparación con otros hipotensores tiene una eficacia igual para la prevención de complicaciones CV graves, excepto para la prevención del ictus, de ECA se obtiene que los BB tienen más efectos secundarios por lo tanto una mayor deserción en su uso por los pacientes además que son menos efectivos en regresión o retraso del daño orgánico dado por la HTA que los bloqueadores del SRAA y los CA.Se han demostrado su uso en situaciones particulares. Otros: Existen otros medicamentos que son útiles en casos específicos como;
Medicamentos de acción central, los bloqueadores de los receptores alfa y

vasodilatadores directos, se usan solos o combinados (Corrao G, 2008)

Conclusión
- Medicamentos de primera línea solos o combinados podemos usar los diuréticos, IECA, ARAII y CA Evidencia IA
- Combinación dos de los siguientes tres medicamentos se usaran en terapia dual ; diurético tiazídico, IECA o ARAII y bloqueador de los canales de calcio Evidencia IB
- Pacientes con HTA grado 2 y 3 con cualquier nivel de riesgo CV medicamento + cambio estilo de vida Evidencia IA
- Paciente con riesgo CV alto por daño en órgano blanco o enfermedad ER o CV , medicamento para reducir la TA aun si es HTA grado I Evidencia IA
- Paciente con HTA grado I con riesgo CV bajo o moderado sin daño órgano blanco pero con TA elevada a pesar de cambios en estilo de vida por 3-6 meses tratamiento farmacológico IA
- Paciente HTA adulto mayor (incluido +80 años) con una TA $\geq$160 mmHg da tratamiento farmacológico y paciente adulto mayor (65-80 años) TAS 140-145 mmHg si es bien tolerado tratamiento farmacológico + cambios de estilo de vida Evidencia IA
- Joven con una TAS elevada pero manera aislada no se da tratamiento farmacológico pero si vigilar e incentivar cambio en estilo de vida Evidencia IA
- Paciente con hipertensión maligna con o sin falla renal aguda se tiene que lograr reducción TAM 20-25 % Evidencia IA
- Paciente Afrodescendicnete con HTA como medicamento de primera línea se puede iniciar con un diurético o un CA en combinación o no con un ARAII Evidencia IB
- Manejo de la HTA no está recomendado los BB uso de primera línea de manejo tiene casos específicos para su uso Evidencia IA
- Paciente con HTA resistente al tratamiento referir Evidencia IB (Williams & Mancia, 2018)

Tabla 3: Medicamentos utilizados para la HTA con sus efectos adversos y contraindicaciones absolutas y relativas

Fármacos	Contraindicaciones absolutas	Contraindicaciones relativas	Efectos adversos más comunes
Diuréticos tiazidicos	Gota	Síndrome Metabólico Intolerancia a la glucosa Hipercalcemia Hipopotasemia	Trastornos gastrointestinales, metabólicos, exacerbación de la diabetes
IECA	Embarazo Angioedema previo Hiperpotasemia >5.5 Estenosis de la AR bilateral	Mujeres en edad fértil sin anticonceptivos confiables	Hipotensión, falla renal, tos seca persistente, rash, trastornos gastrointestinales, alteración en las pruebas de función hepática, angioedema
ARA II	Embarazo Hiperpotasemia >5.5 Estenosis de la AR bilateral	Mujeres en edad fértil sin anticonceptivos confiables	Mareo, hiperpotasemia, angioedema.
Calcio antagonista		Taquiarritmia Antecedente de edema severo en extremidades inferiores Falla cardíaca Grado III – IV Estreñimiento	Trastornos gastrointestinales, palpitaciones, rash, edema, cefalea, fatiga, alteraciones del sueño.
Beta bloqueantes	Asma Bloqueo AV FC <60	Síndrome Metabólico Intolerancia a la glucosa Paciente activo	Trastornos gastrointestinales, bradicardia, hipotensión, broncoespasmo, cefalea, fatiga, disfunción sexual.

Fuente: (Dueñas, Stevez, & Rodas, 2019) ; Modificado de (Williams & Mancia, 2018)

Medicamentos combinados: Si el paciente requiere de un tratamiento combinado, tiene que iniciar con diuréticos tiazídicos e IECA Evidencia IA La combinación de dos IECAS no se recomienda al igual que de un IECA con un ARA II. Evidencia IIIA. En la siguiente imagen nos podemos dar cuenta de las diferentes combinaciones que se puede usar para el tratamiento de la HTA: es así que las combinaciones preferidas están representada por líneas verdes continuas, combinación útil (algunas limitaciones) línea verde discontinua, combinación posible pero menos probada con líneas negras discontinuas y combinación NO recomendada con línea roja continua (Dueñas, Stevez, & Rodas, 2019)

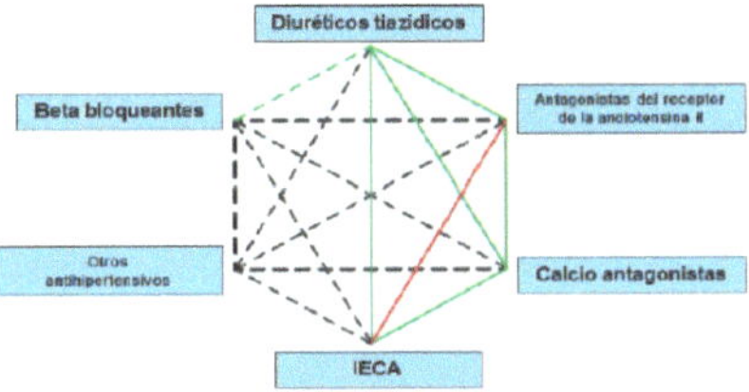

Figura 3: Para el tratamiento de la HTA posibles medicamentos combinados
Fuente: (Dueñas, Stevez, & Rodas, 2019)

Tabla 4: Metas en el control de la HTA

Edad	Rangos objetivo de tratamiento de TAS en el consultorio					TAD en consulta
	Hipertensión	Diabetes	Enfermedad renal crónica (ERC)	Enfermedad de la arteria coronaria (EAC)	Apoplejía/ Ataque isquémico transitorio(AIT)	
18-65 años	Objetivo de 130 o menos si se tolera No <120*	Objetivo de 130 o menos si se tolera* No <120	Objetivo de <140 a 130 si se tolera*	Objetivo de 130 o menos si se tolera* No <120	Objetivo de 130 o menos si se tolera No <120*	70–79
65-79 años	Objetivo a 130-139 si es tolerado					70-79
+ 80 años*	Objetivo a 130-139 si es tolerado					70-79

* Meta de TA de menos de 140/90 si no tolera (efectos adversos que no permitan el tratamiento) ** No se refiere objetivos TA inmediatamente después de un accidente cerebrovascular agudo sino aquellos que han tenido un previo ACV *** Meta de TA y las decisiones en el tratamiento pueden modificar pacientes mayores con fragilidad e independientes. Modificada de: (Dueñas, Stevez, & Rodas, 2019)

Hipertensión en pacientes mayores (65 años): La importancia recae en que a mayor edad más prevalencia de la HTA es así que llega a un 60% luego de los 60 años y un 75% después de los 75 en pacientes mayores (+65 años) y anciano (+80 años) la evidencia ECA indica que el tratamiento antihipertensivo reduce de manera notable el riesgo de morbimortalidad CV y la mortalidad por otras causas , y en general el tratamiento es tolerable sin embargo debido a las comorbilidades que son más frecuentes en ellos como : deterioro renal, enfermedad vascular ateroesclerótica e hipotensión postural, que pueden empeorar con el tratamiento hipotensor y el uso de otros medicamentos que podría tener una interacción negativa con los medicamentos que ellos toman para la presión , por lo que para el tratamiento debemos de tener de tener siempre en mente la fragilidad , los tratamientos concomitantes y el estado clínico del paciente , es así que el paciente anciano se le recomienda comenzar con monoterapia y si hay que combinar usar la dosis más baja posible, se debe buscar en pacientes ancianos una posible hipotensión postural esto por medio MAPA , debe evitar el uso de diuréticos de asa y bloqueadores alfa por que se asocia con lesiones por caídas a excepción de alguna enfermedad concomitantes   , Debe vigilarse frecuentemente la función renal ante una reducción de perfusión renal por el tratamiento antihipertensivo y hay que estar pendientes en la detección de efectos adversos o problemas de tolerancia . (Compagnoni, 2017) . (Williams & Mancia, 2018)

Complicaciones: El no prestar la suficiente atención a esta patología es peligroso porque aumenta la probabilidad de que sucedan complicaciones potencialmente mortales ya que mientras la TA este más elevada mayor son las probabilidades de consecuencias a nuestro corazón, y vasos sanguíneos de órganos importantes como: cerebro →ictus, accidente isquémico transitorio, riñón → enfermedad renal crónica, arterias periféricas →enfermedad arterial periférica, ojo → retinopatía y en el corazón→ hipertrofia ventricular izquierda, insuficiencia cardiaca, angina o infarto de miocardio primario, revascularización coronaria primaria .La HTA por si sola es un factor de enfermedad CV pero existen otros factores como : la edad ,sexo dislipidemia ,diabetes entre otros de ahí la importancia de evaluar el riesgo cardiovascular en todos los pacientes mayores de 40 años sin factores de riesgo CV y en las personas de 20 a 40 años en caso de que tengan antecedentes de hiperlipidemia familiar , historia familia de enfermedad cardiovascular prematura, factores de riesgo cardiovascular importantes (como tabaquismo, tensión arterial elevada, diabetes mellitus, enfermedad renal crónica o niveles elevados de lípidos) o comorbilidades que incrementen el riesgo CV. Es muy importante la prevención de la enfermedad CV esto en base a una cadena de acciones tanto a nivel población como individual para suprimir o minimizar el impacto de la enfermedad CV y las discapacidades que ellas provocan. En base a esto para estimar el riesgo de enfermedad CV existen muchas herramientas que nos permiten evaluar este riesgo pero ninguno es dado de manera global para todos los pacientes por lo que la guía de práctica clínica de la HTA del Ecuador nos recomienda estimación de riesgo de enfermedad CV a 10 años de Globorisk (www.globorisk.org), ya que además de evaluar los factores ya antes escritos, su elaboración se lo hizo en una población multiétnica con una estimación para 11 países y con un análisis en población latinoamericana representativa (México) por lo que nos permite estimar el riesgo para el Ecuador, además que es de acceso gratuito y existe una opción de hacer el cálculo sin contar con valores de laboratorio, que ayudaría mucho ya que existen muchos lugares donde no se puede contar con laboratorio ya sea por la lo lejos de la comunidad o por el valor económico. (Williams & Mancia, 2018) (Hajifathalian K, Lu Y, Ahmadvand, & CA, 2015)

Criterios de referencia: La HTA es una patología muy frecuente con un tratamiento en el primer nivel de atención en la mayoría de los pacientes , sin embargo existen circunstancias en las que es importante referir : procedimiento en el cual los prestadores de salud envían a los pacientes de un establecimiento de salud de menor a otro de mayor complejidad o al mismo nivel de atención /complejidad cuando la capacidad que existe ahí no es posible resolver el problema de salud usando el formulario 053 , es así que los motivos de referencia pueden ser: administrativos: una limitada capacidad resolutiva, ausencia temporal o falta del profesional, saturación de la capacidad instalada entre otros. (MSP, 2013) y clínicos: si se piensa en una hipertensión secundaria , en un HTA resistente al tratamiento ,ante una HTA que sospecha de daño en órgano blanco tiene que ser referido a segundo o tercer nivel de atención para una evaluación completa, todo esto con un nivel de evidencia IA , Además en casos como en emergencias hipertensivas se debe de referir a un establecimiento que tenga unidad de críticos en emergencia o terapia intensiva , se debe de referir en casos de Hipertensión maligna, (generalmente grado 3) asociada con cambios de fondo (hemorragia en forma de llama y/o papiledema), microangiopatía y coagulación intravascular diseminada, además que se pueden asociar con encefalopatía (15% de los casos), Hipertensión grado 3 que se asocie con afecciones clínicas como ; disección aórtica aguda, isquemia miocárdica aguda o insuficiencia cardíaca aguda, en una hipertensión súbita y severa debida a feocromocitoma, asociado a daño orgánico y en mujeres embarazadas con hipertensión grave o preeclampsia (Williams & Mancia, 2018)

1.Arlet, P. (2018). ¿Cuál es el abordaje emocional de la hipertensión arterial? Fundación Carlos Slim, 1-42.

2.Bloch MJ, B. J. (2019). Overview of hypertension in adults. Obtenido de UpToDate Internet: https://www.uptodate.com/contents/antihypertensive-drugs-and-lipids

3.C. Maicas Bellido, E. L. (2000). Etiología y fisiopatología de la hipertensión arterial. Sociedad Catellana de Cardiologia, 141-144.

4.C. Maicas Bellido, E. L. (2000). Etiología y fisiopatología de la hipertensión arterial . Sociedad Catellana de Cardiologia , 141-143.

5.Coello, C. (17 de Mayo de 2019). Edición médica . Ecuador tiene una prevalencia de 9,3 por ciento de hipertensión , pág. 1.

6.Compagnoni, M. (2017). Protective effects of antihypertensive treatment in patients aged 85 years or older. En C. G, R. F, M. C. M, M. L, & M. G., Protective effects of antihypertensive treatment in patients aged 85 years or older. (págs. 1432–1441.). J Hypertens.

7.Corrao G, Z. A. (26 de Abril de 2008). Discontinuation of and changes in drug therapy for hypertension among newly-treated patients: a population-based study in Italy. J Hypertens. Obtenido de PUBMED : https://www.ncbi.nlm.nih.gov/pubmed/18327094

8.Cushman WC, C. J., Dean Follmann, P., Thomas Harford, P., Patricia Dubbert, P., P. Scott Allender, M., Mary Dufour, M., . . . Walsh, S. M. (1998). Prevention and Treatment of Hypertension Study (PATHS): Effects of an Alcohol Treatment Program on Blood Pressure. Arch Intern Med, 1197.

9.Dueñas, I., Stevez, P., & Rodas, I. (2019). Hipertensión arterial. Quito: MSP.

10.Estruch R, M.-G. M. (4 de Julio de 2006). Effects of a Mediterranean-Style Diet on Cardiovascular Risk Factors: A Randomized Trial. Ann Intern Med. Obtenido de PUBMED : https://www.ncbi.nlm.nih.gov/pubmed/16818923

11.Freire W.B, R. M. (2013). Encuesta nacional de salud y nutrición del Ecuador (ENSANUT). En R. M. Freire W.B, Resumen ejecutivo 2013 (pág. 113). Quito : MSP .

12.Gómez, J., & Enrique, R. (2012). Las 50 principales consultas en medicina familia . Salud Madrid , 341.

13.Grau, P. (2018). Fisiopatología de la hipertensión. Rev Peru Ginecol Obstet. 2018 , 175-183.

14.Hajifathalian K, U. P., Lu Y, W. M., Ahmadvand, A., & CA, A.-S. (2015). A novel risk score to predict cardiovascular disease risk in national populations (Globorisk): A pooled analysis of prospective cohorts and health examination surveys. Lancet Diabetes Endocrinol. , 339.

15.He FJ, L. J. (2013). Effect of longer-term modest salt reduction on blood. Cochrane Database Syst Rev. 2013, 4.

16.Meng, S., Cason, W., & Racusen, L. (2003). El estrés relacionado con la Hipertensión Arterial. 1346:1352.

17.MSP. (2013). *Ministerio de Salud Pública del Ecuador. Norma del subsistema de referencia, derivación, contrareferencia y referencia inversa, del Sistema Nacional de Salud. En MSP, Norma técnica (págs. 1-35). Quito : MSP . Obtenido de http://instituciones.msp.gob.ec/images/Documentos/subse_: http://instituciones.msp.gob.ec/images/Documentos/subse_*

18.Na G, J. G. (2017). *Effects of low sodium diet versus high sodium diet on blood pressure , renin , aldosterone , catecholamines , cholesterol , and triglyceride. Review , 4.*

19.Paz MA, d.-L.-S. A. (Julio de 2016). *, et al. Treatment efficacy of anti-hypertensive drugs in monotherapy or combination: ATOM systematic review and meta-analysis of randomized clinical trials according to PRISMA statement. M. Obtenido de PUBMED : https://www.ncbi.nlm.nih.gov/pubmed/27472680*

20.Reboussin DM, A. N. (2017). *Guideline for the Prevention, Detection, Evaluation, and Management of High Blood Pressure in Adults. Obtenido de A Report of the American College of Cardiology/American Heart Association: https://www.ncbi.nlm.nih.gov/pubmed/29133355*

21.Salud, O. M. (2013). *Información general sobre la hipertensión arterial en el mundo . En O. M. Salud, Una enfermedad que mata en silencio,una crisis de salud pública mundial (págs. 9-15). Ginebra : OMS .*

22.Sanchéz, L., & Victor, B. (2012). *¿Cómo se prescribe la actividad física? Colegio Americano de medicina deportiva -Revista de sedes originales, 13-142.*

23.Williams, B., & Mancia, G. (2018). *Guía ESC/ESH 2018 sobre el diagnóstico y tratamiento de la hipertensión. Rev Esp Cardiol., 7.*

24.Yarlioglues M, G. M. (15 de Octubre de 2015). *. Acute effects of passive smoking on blood pressure and heart rate in healthy females. Blood Press Monit. Obtenido de PUBMED : https://www.ncbi.nlm.nih.gov/pubmed/20729727*

CAPÍTULO 11

Thalia del Rocio Sacoto Rodríguez

Lumbalgia

Definición

El término lumbalgia hace referencia a un síntoma y no una enfermedad o diagnóstico esta se define como el dolor o malestar en la zona lumbar la cual se localiza entre el borde inferior de las últimas costillas y el pliegue inferior de la zona glútea, que se presenta con o sin irradiación a una o ambas, esta compromete estructuras osteomusculares y ligamentarias, que pudieran presentar o no limitación funcional. (Fernández. M. ,2015)

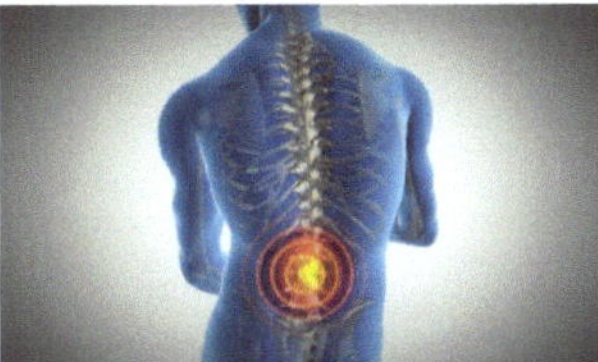

Gráfico 1. Definición de Lumbalgia (Hernández, 2017)

Epidemiología

En el Ecuador del 60-70% de las personas adultas han presentado un episodio de Dolor Lumbar o ciática a lo largo de su vida, este representa una de las principales causas de limitación física, que en la mayoría de los casos remite en pocos días o semanas y que en otros puede llevar a la cronicidad, así como la deterioro del estilo de vida. El dolor lumbar o lumbalgia aguda se deben a causas inespecíficas de origen músculo-ligamentoso representan el 95 % con menor frecuencia el crónico de origen degenerativo a nivel del disco intervertebral y de las facetas articulares. La mayoría de episodios son benignos y auto limitados, pero recurrentes. ("Dolor Lumbar - Guía de práctica clínica", 2016)

Etiología

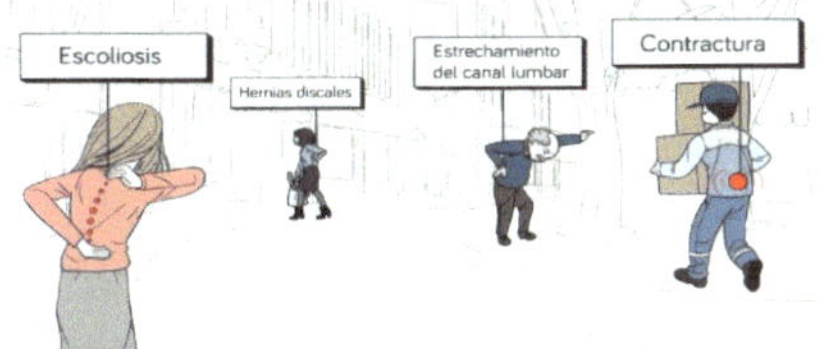

Gráfico 2. Etiología del dolor lumbar (Duero. 2019)

Las etiologías del dolor lumbar se pueden clasificar en las siguientes

Mecánicas	No mecánicas
Distención o esguince Lumbar	Neoplasia
Degeneración discal	
Hernias discales	
Fractura osteoporótica	Trastorno somatomorfo del dolor
Estenosis vertebral	
Espondilolistesis	

Tabla 1. Clasificación de las Etiologías del Dolor Lumbar, Elaborado por: Md Sacoto Thalia, Fuente: (Fernández, 2015)

Fisiopatología

La mayoría de dolor lumbar se debe a las fuerzas que se ejercen sobre la columna lumbar a través de movimientos o incluso con la adopción de posturas perniciosas en reposo, pero también este puede estar producido por otras causas que afectan a estructuras de la columna lumbar u otras estructuras adyacentes. (Peña., 2002)

Los nociceptores son los sensores neuronales provocadores de los impulsos, que se interpretan como sensación de dolor, estos están situados en todos los tejidos del organismo. Así por ejemplo En el disco intervertebral existen terminaciones nerviosas situadas en la periferia del anillo fibroso, estas proceden del nervio seno vertebral, que inerva el ligamento longitudinal posterior, la zona ventral de la duramadre y la zona posterior y posterolateral del anillo fibroso, en condiciones fisiológicas la inervación procede del tercio externo del anillo fibroso. Sin embargo, los pacientes con lumbago crónico presentan un aumento de esta inervación, también se puede observar terminaciones nerviosas en la parte interna del anillo fibroso e incluso en el núcleo pulposo que se suelen estar acompañados de pequeños vasos. (Peña., 2002)

El origen del dolor en las articulares interapofisarias posteriores se debe a la rica inervación de su cápsula articular, los receptores emiten impulsos nerviosos cuando existe excesivo grado de movimiento articular, lo que genera un reflejo muscular protector contra el mismo (Peña., 2002)

Los músculos paraespinales reciben sus ramas nerviosas lateral, medial e intermedia, las cuales procedentes de la rama posterior del nervio espinal, se han demostrado terminaciones nerviosas en estos músculos, que podrían ser la causa del dolor muscular. (Peña., 2002)

La inervación del cuerpo vertebral esta dada por los nervios procedentes de inervación los ligamentos y de los músculos que lo rodean. Estos nervios son sensibles a la torsión, al estiramiento o a la congestión vascular cuando la raíz nerviosa esta comprimida o tensada previamente, al estirarla se provoca dolor. Éste sería el mecanismo provocador del dolor en la ciática, por tanto, Los receptores nociceptivos son el origen de la sensación dolorosa lumbar, en condiciones normales, los movimientos fisiológicos de la columna lumbar no son percibidos como dolorosos, esto se debe a que el grado de estímulo doloroso o umbral doloroso de estos receptores es alto. En condiciones patológicas como compresión, estiramiento, torsión, movimientos o posturas perniciosas se libera una serie de sustancias inflamatorias, éstas actúan sobre los nociceptores, disminuyendo su umbral doloroso, y así los movimientos naturales de la columna lumbar son percibidos como dolorosos o displacenteros. (Peña., 2002)

Cuadro Clínico
La lumbalgia puede presentar dolor localizado en la región lumbar de características inespecíficas o se pude presentar como dolor irradiado a zonas próximas, que puede estar acompañado o no, de parestesias, además también puede estar acompañado de pérdida de peso , limitación funcional , afectación de otras articulaciones , deformidad evidente , pérdida progresiva de la fuerza , rigidez matutina .(Fernández. M., 2015)

Clasificación
Existen diversas maneras de clasificar a esta patología entre las puede ser por el tiempo de evolución, por su etiología, por su origen y por localización. (Fernández. M. ,2015)

Tiempo de evolución	Dolor lumbar agudo
	Dolor lumbar subagudo
	Dolor lumbar crónico
Etiología	Específicos :
	Traumáticos, mecánicos, tumorales, congénitas.
	Inespecíficos
	Lumbalgia referidas, psicosomáticas,
Por su origen	Dolor somático
	Dolor radicular
Por su localización	Lumbalgia no radicular
	Lumbalgia radicular
	Lumbalgia catastrófica

Tabla2. Clasificación del Dolor lumbar ("Dolor Lumbar - Guía de práctica clínica", 2016).

La lumbalgia se puede clasificar por el tiempo de evolución de la siguiente manera:

Dolor lumbar agudo: Se define a un dolor lumbar menor a seis semanas de evolución, Es el más frecuente y el de mejor pronóstico, ya que se resuelve en más del 90% de los casos. (Fernández. M. ,2015)

Dolor lumbar subagudo: Se determina a dolor lumbar entre 6-12 semanas de evolución. (Fernández. M. ,2015)

Dolor lumbar crónico: Se define como un dolor lumbar con una evolución mayor a 12 semanas, este es el de peor pronóstico, no por la gravedad del proceso, sino por las consecuencias socios laborales y psicológicos que lo pueden involucrar. (Fernández. M. ,2015)

También se puede clasificar a la lumbalgia por su etiología de la siguiente manera.

Dolor lumbar específico: Se define como dolor lumbar asociado a causa anatómicas, con mayor frecuencia por una lesión repentina en las estructuras que componen la columna lumbar, por ejemplo: (Pérez. et al. s.f)

- Aplastamiento vertebral, fracturas vertebrales, cáncer que compromete la médula espinal, espasmo muscular, estenosis lumbar, hernia discal, Contracturas exacerbadas de la columna vertebral, Distensión o desgarros de músculos o ligamentos.

La lumbalgia inespecífica: Se define como dolor lumbar no atribuible a una patología específica, así por ejemplo dolor lumbar referido que se produce por afectación de otro órgano o el dolor lumbar psicosomático. (Pérez. et al. s.f)

Otra manera de clasificar las lumbalgia puede ser por su origen:

Dolor lumbar somático: Se define como dolor originado en los músculos y fascias, discos intervertebrales, articulaciones facetarías, periostio, complejo ligamentario, duramadre y vasos sanguíneos. (Pérez. et al. s.f)

Dolor lumbar radicular: Se define como el dolor originado en los nervios espinales. También se clasificar a las lumbalgias por su localización. (Pérez. et al. s.f)

Lumbalgia no radicular: Se define como dolor lumbar sin afectación de nervios espinales es más frecuente de presentación del dolor lumbar, del dolor regional, no se irradia y se modifica con el movimiento o con cambios de posición, También puede ser denominado lumbalgia mecánica, postural, funcional o muscular. Los hallazgos clínicos son escasos (Pérez. et al. s.f)

Lumbalgia radicular: Se define como el dolor lumbar con Compromiso de estructuras neurológicas por compresión mecánica por ejemplo la Enfermedad discal que es degeneración de discos intervertebrales, hernias discales. Este dolor lumbar suele acompañarse Irradiación a miembros inferiores, con alteraciones motoras y sensitivas (hipoestesias, disestesias). (Pérez. et al. s.f)

Lumbalgia compleja o potencialmente catastrófica: Se define como dolor lumbar la cual aparece después de un accidente importante, con o sin lesión neurológica. (Pérez. et al. s.f)

Diagnóstico

Para el diagnostico de esta patología es fundamental realizar una adecuada historia clínica en la anamnesis debe precisar las características del dolor; tales como la frecuencia y la forma de aparición del dolor, la duración del mismo, si han existido o no episodios previos, qué factores agravan el dolor y cuáles lo mejoran, también se deben incluir los tratamientos previos y su grado de efectividad. Exploración que debe comprender tanto los aspectos generales, tales como valorar la presencia de contracturas, limitaciones a la movilidad, deformidades vertebrales y puntos de mayor dolor debe hacerse una exploración neurológica de los miembros inferiores.(Fernández. M., 2015)

Según recomendación de la guía de ministerio de salud pública recomienda evaluar desde la primera consulta médica la localización del dolor lumbar , sus factores desencadenantes, los factores de exacerbación y los que lo mejoran, su irradiación y la severidad del dolor con el tiempo de evolución y limitación funcional, investigando los factores de riesgo laboral, psicosociales y signos de alarma. El 95% de estos casos son de etiología benigna. (Pérez. et al. s.f)

Estudios de Imagenología

Los estudios imagenológicos generalmente no son necesarios en los pacientes con dolor lumbar agudo, puesto que los hallazgos que generalmente son encontrados no suelen correlacionarse con los síntomas del paciente. Algunos estudios de costo-efectividad demuestran que la realización de estudios radiológicos en la primera consulta está asociado con un costo excesivo y una irradiación innecesaria a los pacientes para los escasos beneficios que aportan que los mismos, ya que la realización de estudios de imagen en busca del diagnóstico etiológico de mismo no es muy eficiente, puesto que con estos solo 20% de los caso, se encuentra la etiología. (Fernández. M., 2015).

Por eso: NO se recomienda solicitar estudios de imagen de manera rutinaria u otros estudios diagnósticos (RMN, TAC) en pacientes con dolor lumbar agudo inespecífico, siendo esta recomendación grado B. ("Dolor Lumbar - Guía de práctica clínica", 2016).

Radiografía de columna lumbar

La radiografía simple debe ser el primer paso en los estudios de imagen que vayamos a realizar, cuando investigamos el dolor lumbar, inicialmente está indicada en aquellos pacientes que presenten algún signo de alarma; se solicitará en proyecciones anteroposterior y lateral, en carga. (Pérez. et al. s.f)

Se recomienda solicitar las radiografías de columna lumbar en proyección anteroposterior y lateral, con el paciente de pie y sin calzado, en casos de Dolor Lumbar con sospecha de patología grave, como cáncer o infección, y cuando en la anamnesis y exploración física se identifiquen signos de alarma. . Punto de buena práctica clínica ("Dolor Lumbar - Guía de práctica clínica", 2016).

Se recomienda la realización la radiografía en el dolor Lumbar agudo cuando exista un antecedente traumático claro o señales de alerta amarilla y roja. Recomendación categoría D 1ª ("Dolor Lumbar - Guía de práctica clínica", 2016).

También en pacientes sin signos de alarma, la sustitución de la radiografía por la resonancia magnética como prueba de imagen no mejora los resultados respecto a discapacidad, dolor y utilización de recursos. Evidencia grado 1ª ("Dolor Lumbar - Guía de práctica clínica", 2016).

Tomografía computarizada y Resonancia Magnética
La Tomografía Computarizada nos ofrece dos una   ventana ósea que nos permite valorar las alteraciones óseas y articulares; y una ventana de partes blandas, las cuales nos permite valorar la patología discal, esta es superada por la resonancia magnética la cual es un método idóneo al no ser invasivo y permitir ver la totalidad de la columna lumbar y del cono medular, presentando una alta resolución espacial y visualización en diferentes planos. El uso de contraste en la Resonancia Magnética permite completar este estudio. Esta presenta una Sensibilidad de 89% y Especificidad del 82%. (Pérez. et al. s.f)

Pero aun así no se recomienda resonancia magnética y tomografía axial computarizada en casos de dolor lumbar inespecíficos agudos. Recomendación D ("Dolor Lumbar - Guía de práctica clínica", 2016).

Se puede evidenciar la presencia de hallazgos anormales en la resonancia magnética de personas asintomáticas la cual es elevada (28-36%) y este porcentaje aumenta con la edad. Evidencia 3. ("Dolor Lumbar - Guía de práctica clínica", 2016).

La guía de práctica clínica del ecuador recomienda solicitar, en el segundo y tercer nivel de atención, la realización de resonancia magnética en pacientes con dolor lumbar con sospecha clínica de infección o neoplasia si esta está disponible   evidencia 1b recomendación A ("Dolor Lumbar - Guía de práctica clínica", 2016).

También se recomienda solicitar la resonancia magnética y tomografía axial computarizada, en pacientes con Dolor Lumbar persistente con signos y síntomas de radiculopatía o estenosis espinal. Las mismas deben considerarse en pacientes candidatos a intervenciones invasivas como cirugía o inyección epidural con esteroides lo cual es evidencia 1 a recomendación grado A. ("Dolor Lumbar - Guía de práctica clínica", 2016).

Tratamiento
Tratamiento farmacológico
Cuando realizamos la elección del tratamiento para el dolor lumbar debe ser los más individualizado posible, tomando en cuenta las características de cada paciente y posibles factores de riesgo que cada uno presente. Se debe basar fundamentalmente en eficacia y experiencia de uso, seguridad, necesidad y utilidad, características farmacocinéticas y coste de los distintos fármacos. Entre Los grupos farmacológicos que se utilizan con más frecuencia en el tratamiento del dolor lumbar son los analgésicos, antiinflamatorios no esteroideos, relajantes musculares. (Pérez. et al. s.f)

Paracetamol
Por eso la guía de práctica clínica del manejo del dolor lumbar recomienda al inicio del tratamiento farmacológico tomar en consideración los siguientes aspectos: edad del paciente, comorbilidades, dieta, interacciones farmacológicas, función cardiovascular y renal, así como en ciertos casos la prescripción de protectores de la mucosa gástrica con el fin de prevenir complicaciones asociadas con la administración de AINES. Evidencia 1b Recomendación A ("Dolor Lumbar - Guía de práctica clínica", 2016).

Además no existe evidencia suficiente que sustente la mayor eficacia de los AINES comparada con el paracetamol en el tratamiento del Dolor Lumbar crónico. Evidencia 1 b. No se ha evidenciado riesgo de sangrado digestivo con el uso de paracetamol, además existe evidencia suficiente sobre la seguridad del paracetamol a dosis ≤2 gramos. Grado de evidencia 2 b. ("Dolor Lumbar - Guía de práctica clínica", 2016).

AINES

Para el manejo de Dolor lumbar, se recomienda el empleo de AINES durante períodos cortos o en la menor dosis efectiva como fármaco de segunda elección en el tratamiento de Dolor Lumbar agudo y subagudo. Evidencia grado 2b, Recomendación B. ("Dolor Lumbar - Guía de práctica clínica", 2016).

Cuando se seleccione AINES para el tratamiento del dolor lumbar se debe considerar el perfil de seguridad de los AINES en particular el riesgo gastrointestinal y los factores de riesgo individuales como el renal, cardiovascular. Interacciones farmacológicas de cada paciente en el momento de seleccionar un AINE. Evidencia grado 2b. ("Dolor Lumbar - Guía de práctica clínica", 2016).

La guía de práctica clínica se recomienda el uso del ibuprofeno a dosis menores de 1200 mg/día por estar asociado a un menor riesgo de complicaciones gastrointestinales serias, en relación a los demás AINES, como enfermedades ácido péptica, hemorragia y perforación. Evidencia grado 2b. ("Dolor Lumbar - Guía de práctica clínica", 2016).

Además no se recomienda el uso de AINES por más de 10 días. Recomendación grado D ("Dolor Lumbar - Guía de práctica clínica", 2016).

Se debe Insistir al paciente sobre la necesidad de ingerir los AINES con el estómago lleno y en las dosis recomendadas, además se recomienda prescribir protectores gástricos en los pacientes con perfil de riesgo de sangrado gastrointestinal. Recomendación grado D. ("Dolor Lumbar - Guía de práctica clínica", 2016).

Opioides

No se recomienda la administración aislada de opioides menores en el DL agudo leve o moderado como tratamiento inicial, porque no ha demostrado ser más efectivo que los esquemas terapéuticos de paracetamol o AINES, y por sus efectos adversos más frecuentes como náuseas, mareo, somnolencia y cefalea. Evidencia 2b, Recomendación tipo B. ("Dolor Lumbar - Guía de práctica clínica", 2016).

El uso prudente y responsable de los opioides puede considerarse para los pacientes cuidadosamente seleccionados con dolor lumbar agudo severo no controlado con paracetamol y/o AINES, a una dosis mínima efectiva durante un periodo limitado de tiempo, generalmente menos de una a dos semanas. Evidencia   3 Recomendación tipo C. ("Dolor Lumbar - Guía de práctica clínica", 2016).

Relajantes musculares

Se recomienda considerar el uso de relajantes musculares en pacientes con Dolor Lumbar agudo que se acompañe de un espasmo muscular intenso con una duración de 3 a 7 días y no más de 2 semanas. Recomendación D. ("Dolor Lumbar - Guía de práctica clínica", 2016).

Además la evidencia del uso de relajantes musculares no benzodiazepínicos refleja que son más eficaces que el placebo para reducir el dolor en el tratamiento del dolor lumbar agudo. Evidencia 2b. ("Dolor Lumbar - Guía de práctica clínica", 2016).

En cuanto a los pacientes con dolor lumbar subagudo y señales de alerta amarilla, se debe evaluar de forma individualizada la utilización de neuromoduladores (como antidepresivos o anticonvulsivantes). Recomendación D. ("Dolor Lumbar - Guía de práctica clínica", 2016).

Terapia transdérmica

El uso de capsaicina y anestésicos locales mediante vía transdérmica en aquellos pacientes con dolor lumbar crónico de intensidad moderada a severa de los cuales no han respondido a otros tratamientos. Recomendación grado C. ("Dolor Lumbar - Guía de práctica clínica", 2016).

Tratamiento no farmacológico.

Existen alternativas al tratamiento no farmacológico, para las cuales, no existe suficiente evidencia para su prescripción como terapias únicas. (Pérez. et al. s.f)

Tratamientos físicos

Masaje: No existe suficiente evidencia de su efectividad como terapia única en la lumbalgia aguda inespecífica, se puede utilizar en acompañamiento con analgesia (Pérez. et al. s.f)

Termoterapia: Igualmente la evidencia de su efectividad como terapia única no es suficiente, si bien se prescriben como coadyuvantes para el alivio del dolor y la contractura, y poder facilitar la realización de ejercicio. (Pérez. et al. s.f)

Electroterapia
- TENS: Es ampliamente usada para al alivio del dolor, aunque hay evidencia moderada de su efectividad, si bien no influye en el tiempo de resolución del episodio de lumbalgia. (Pérez. et al. s.f).
- Corrientes interferenciales: Tienen efecto relajante y analgésico, lo cual mejora el dolor lumbar. (Pérez. et al. s.f).
- Corrientes de Traëbert: Este Tienen un potente efecto analgésico, lo que reduce el dolor lumbar por lo que generalmente si es prescrito. (Pérez. et al. s.f).

Tracción: Este tiene poco tratamiento evidencia que reduce el dolor lumbar, además el uso de fuerza de tracción por debajo del 25% del peso corporal no incrementa el espacio intervertebral; lo su efecto consiste en conseguir relajación muscular y modificar la lordosis. Los resultados de los estudios no permiten aseverar su efectividad. (Pérez. et al. s.f)

Ejercicios: Se ha encontrado fuerte evidencia de la falta de efectividad de un programa de ejercicios en el dolor lumbar agudo, por lo que no se recomiendo en el episodio agudo del dolor lumbar. (Pérez. et al. s.f).

Acupuntura

Los resultados de varios estudios muestran que la acupuntura es más efectiva para el alivio del dolor que ningún tratamiento o el tratamiento simulado, en las mediciones tomadas hasta los tres meses. Además se observó la acupuntura no es más efectiva que otros tratamientos convencionales o alternativos. Cuando la acupuntura se administra junto con otros tratamientos convencionales, alivia el dolor además puede mejor la función en un grado mayor que los tratamientos convencionales solos. Sin embargo, los efectos son solamente pequeños. (Pérez. et al. s.f).

Criterios de referencia

Se debe realizar la referencia al   segundo nivel de atención a los pacientes con Dolor Lumbar o radicular asociado a signos de alarma para establecer un diagnóstico diferencial y establecer tratamiento oportuno, o   aquellos pacientes con duda diagnóstica y recurrencias frecuentes sin un factor desencadenante demostrable. Además podemos referir a la especialidad de reumatología a todo paciente con cuadro clínico de Dolor Lumbar de características inflamatorias, y elevación de reactantes de fase aguda y alteraciones radiográficas de columna dorso lumbar y/o sacro ilíacas. ("Dolor Lumbar - Guía de práctica clínica", 2016).

Se recomienda la referencia al médico de rehabilitación a los pacientes con dolor lumbar recurrente o crónico, es decir > 12 semanas. ("Dolor Lumbar - Guía de práctica clínica", 2016).

1.Pérez. F. (04-2018). *Lumbalgia. España. Sociedad Valenciana de Reumatología Recuperado de https://svreumatologia.com/wp-content/uploads/2018/04/Cap-23-Lumbalgia.pdf*

2.Ministerio de Salud Pública.(2015). *Dolor lumbar: Guía práctica Clínica (GPC). Ecuador. Primera Edición Quito: Dirección Nacional de Normatización; Disponible en: http://salud.gob.ec*

3.Ministerio de Salud Pública. (2016). *Guía Práctica Clínica (GPC). Primera Edición. Quito: Dirección Nacional de Normatización; 2016. Disponible en: http://salud.gob.ec*

4.Fernández. M.. (2015). *Pautas de actuación y seguimiento del dolor lumbar. España. ffcom Recuperado de https://www.ffomc.org/sites/default/files/ PAS%20DOLOR%20LUMBAR-MONOGRAFIA.pdf*

5.Hernández .M. (13-05-2017). *Lumbalgia: información para pacientes. España . Tribuna salamanca. Recuperado de https://www.tribunasalamanca.com/blogs/la-salud-en-la-red-1/posts/lumbalgia-informacion-para-pacientes*

6.Duero. M.. (23-06-2019). *Lumbago y ciática: que, síntomas y tratamiento de enfermedades Reumáticas. España . Fundación española de Reumatología Recuperado de https://inforeuma.com/enfermedades-reumaticas/lumbago-y-ciatica/*

7.Fernández. M. (2015). *Pautas de actuación y seguimiento del dolor lumbar. España. ffcom Recuperado de https://www.ffomc.org/sites/default/files/ PAS%20DOLOR%20LUMBAR-MONOGRAFIA.pdf*